U0070608

營養師 黃愛玲◎著

一生就減一次肥【新版】

不吃藥 不挨餓 不算卡路里

減對肥一次瘦到位 減錯肥復胖又受罪

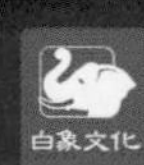

目次

Contents

第3章

我和我的胖美人們

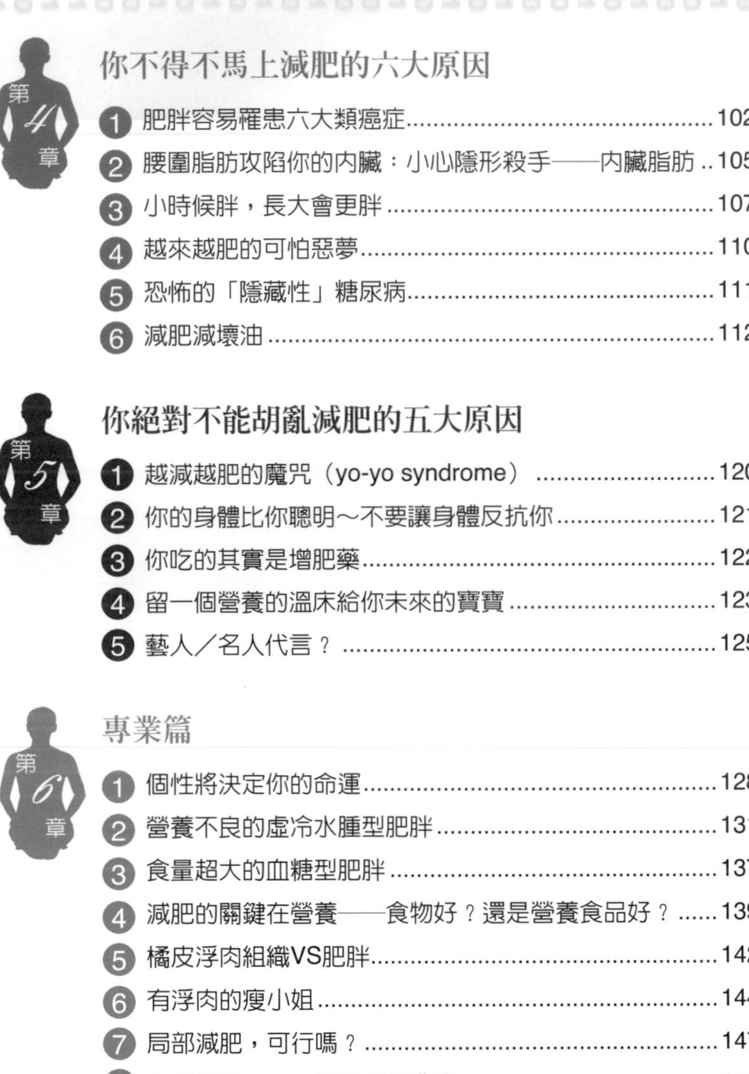

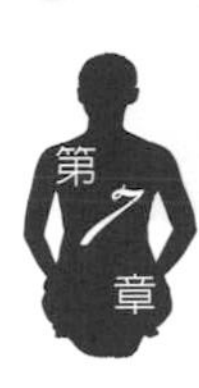

健康減重執行對策

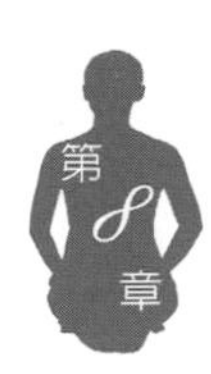

成功的人找方法

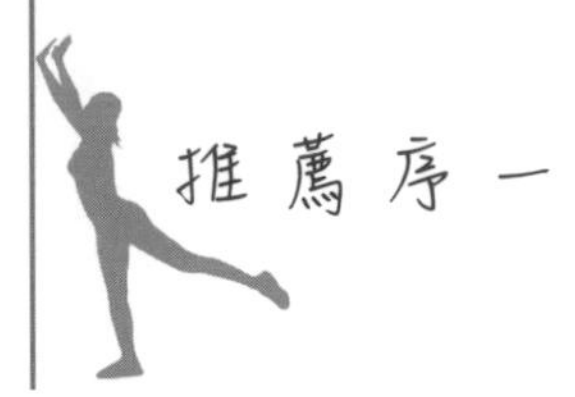

推薦序一

人生追求的是幸福、美滿的生活，年輕時或許財富與美麗是其爭取和嚮往的目標，努力追求財富，往往忽略了身體保養與照顧，等到年紀稍大時，才知道身體健康的重要，也才是你優質人生必備的條件。

阻礙身體健康的關鍵有很多，「肥胖」卻是導致多種慢性病發生最關鍵的因素。最近有一則報導2002年時，台灣約有11%的人過度肥胖，2007年時超過22.5%的人肥胖，等到2012年時已經有33%的人肥胖需要減肥，嚇人吧？尤其年輕人和小朋友增加的比例很快。

生長在台灣有很方便生活機能，隨時都能容易取得好吃的食物，無形中增加肥胖人口的增長，因此「減肥」就成了一般人每天必注重的一件事了。也造就了「減肥」行業的蓬勃。市面上有很多的減肥方法，舉凡吃中、西藥、減肥產品、物理治療、瘦身衣、針灸等各種方法，其實都不能和健康減肥劃上等號。

人類俱有很複雜的生理結構，不但有思考能力，還有喜、怒、哀、樂的心緒，每天需要補充數十種以上營養素，來維持生命和日常所需消耗的能量，減肥怎可能靠長期使用單一藥物或減肥產品就可以的呢？難怪有人減肥會精神萎靡、內分泌失調、體力不濟等等現象。這種現象和靠長期節食、少吃甚至不吃的情況一樣，因爲身體得不到營養補充，只好消耗內臟肌肉，侵蝕妳體內元氣，等到有一天你無法忍受下去，回復進食，又不懂如何攝取均衡的營養，就會比減肥前更胖。

社會的多元化，其實每個人肥胖原因、飲食習慣、生活作息都不一樣，即使是同一家人也都有差異，何況還有個人體質、遺傳基因、工作負荷、精神壓力、骨架大小等因素。因此應該尋求有能力和經驗的專業營養師來規劃，這樣才能達到快速、健康、有效、不復胖的效果。

如今黃愛玲老師願意把她有數萬人減肥成功的經驗，尤其是減大體重，用心的融入臨床經驗把它整理，承《一生就減一次肥》《20公斤減重同學會》兩本書後增加關鍵內容集結成冊，讓有心想減肥的人有一個正確的方法去遵循，別到處去碰壁，再走冤枉路，花冤枉錢。

黃愛玲老師是一位最專業的減重營養師，她不但專業而且擁有十多年的臨床經驗，在這領域中不只需要專業知識、臨床經驗，更要擁有愛心、耐心和細心，更需要把Patient當朋友或家人看待，減肥成功的機率就能達百分百，其實黃老師就是這樣的專業，相信這本書一定會造福很多肥胖人士，讓她們瘦下來，擁有美麗、健康又幸福的優質人生。

林樹旺

推薦人簡介

林樹旺

經歷．恩迪恩健康管理中心執行長
專業營養健康減重二十餘年經驗

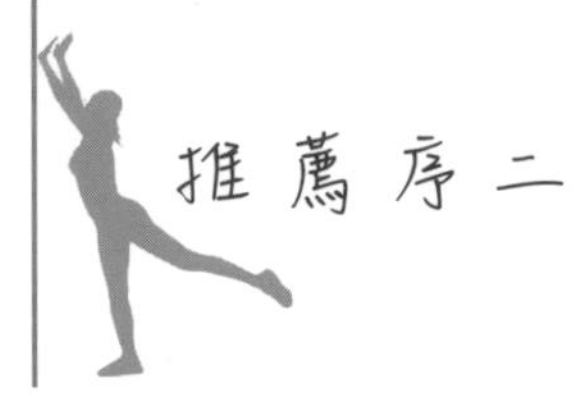

推薦序二

時光飛逝、歲月如梭，距離胖胖正式宣告減重開始……成功維持到現在，居然已經四年兩個月了！

我一直覺得，當初「下定決心跟隨恩迪恩NDN黃老師開始減重」，是我人生最驕傲的成就感之一。因爲我減去了22.6公斤的危害及不健康，換來了完全正常的健康狀態！意外的是，也換來了更年輕更充滿自信且隨時隨地充滿樂觀正向的胖胖！

也許有人會覺得「胖胖健康減重成功是特例」，我只會告訴你，我也是平常人，剛開始面對自己的不健康＋充滿紅字的體檢報告時候，我是多麼的想忽略掉這份殘酷報告的存在。但幸好，黃老師的理念打動了我，也讓我經過一陣子努力之後，跟隨她的指導，眞的重新找回了無價的健康！

前一陣子，我跟黃老師＋正在健康減重的學員代表們（小芷、水母、EVON），驕傲且開心的分享各自減重的心得……

節目中我們稱之爲「快樂減重同學會」，只見每位同學都十分快樂地述說甩掉10～30公斤的傲人成績，以及減重前，減重後的人生大改觀，這些都是生活在你我身邊的最實際的例子。相信我，只要你有心，你一定也可以做到的喔！

我一直深信，只有健康的身體，才能充分地享受人生的親情、愛情及友情！

減重從現在開始，永遠不會太遲，一切都來得及！

名廣播主持人

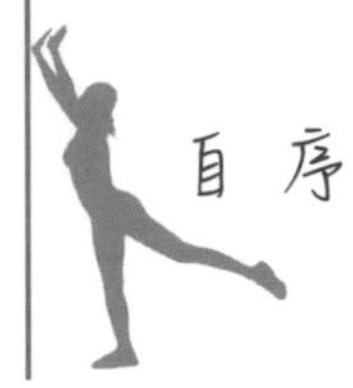

自序

你認為人生最重要的一件事是甚麼？是功名利祿？位高權重？是錢財富貴？錦衣玉食？還是親情／愛情／友情？或許每個人心目中的優先順位都不相同，但是，應該不會有人否認，人生最重要的一件事其實應該是健康和生命。沒有了健康和生命，一切所有皆會泡影成空。沒有了健康和生命，你的人生將無法得以延續。沒有了健康和生命，你認為還可以剩下些甚麼？在健康和生命面前，我們應該首先學會尊重和謙卑。然後虛心學習，如何可以持續擁有健康和生命。

從事營養師工作20年來，我一直不斷從工作中得到很大的回饋成就感；不過也相對會有很多的感慨和遺憾。感慨在這個飲食環境豐富的現今社會，人們在追求精緻美食的過程中出現了許多偏差狀況，導致因為飲食營養所造成的慢性疾病年輕化，甚至癌症年輕化，在近幾年來都有越來越多的病例產生，也遺憾在這些病例發生時，有些狀況已近疾病的末期階段，年輕人驟然因為癌症而失去生命，終止人生的案例屢見不鮮。例如：

「16歲少年嗜燒烤，大腸癌奪命！」

「奶茶當水喝，12歲竟得糖尿病！」

「嗜吃紅肉燒烤，13歲男孩腸癌末期！」

「炸雞可樂當下課後點心，12歲女童終身洗腎！」

「某某正值中壯年男子，開車途中心肌梗塞猝死！」

心痛遺憾之餘，我也常想，這些生命真的是注定該要在十幾二十歲的花樣青春少年時就該消逝嗎？他們因爲慢性心血管疾病（中風／心肌梗塞／猝死）和癌症（大腸直腸癌／乳癌）而中止的生命是一開始就無法挽回的嗎？還是因爲對營養飲食健康的忽視和無知，或是從小家庭飲食環境的偏食不良而種下日後生病的惡因？如果時間可以重來，生命是否可以不要消逝地如此不甘？

讓這些原本生命被迫提早終止的人們，在還沒發病前，有機會接受基本養生的營養教育，有動力減去多餘的體重／體脂和內臟脂肪，有觀念維持良好的飲食習慣。

我相信，生命絕對有機會可以得以延續，重獲健康，享受人生的無限美好。所以，我還是想問你：你認爲人生最重要的一件事是甚麼？

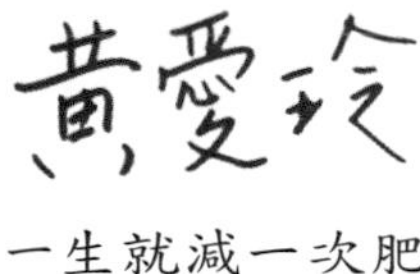

一生就減一次肥

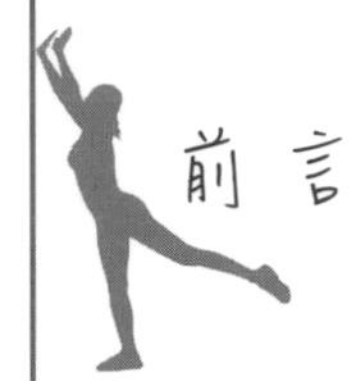

前言

緣起

我是一個專業的減重營養師。

根據我多年來的臨床經驗，

營養和減重其實是一體兩面，相輔相成的。

達到理想體重，會重獲一個健康的身體；

身體健康的人，也才有減重瘦身的條件。

十餘年來，我熱愛這一個工作，這一個職稱，這一個頭銜。

我的主要工作就是：

每天面對數十個各種肥胖類型的未來美女帥哥，

幫他們計劃營養、規劃減重速度、減去多餘的體重和體脂肪並且重獲健康。重要的是，可能因此改變了他們的未來。

我熱愛我的工作，因爲它有著無窮的希望和千金不換的成就滿足感

——因爲美好，所以值得分享！

不減

我期許在往後的十年，二十年，甚至數十年，

我依然會熱愛這一個工作，這一個職稱，這一個頭銜，

我是一個專業的減重營養師。

我心中的一畝田……

很多人終其一生都在減重，卻始終沒有成功過。

因爲，他們往往經常被誘導誤導，卻沒有真正被勸導教導。

所以，我希望藉由文字的種籽，將正確的減重方法開枝散葉、發揚光大，這是身爲營養師，應該有的專業理念以及教育精神——我期待，我相信，每個種籽都是好的種籽。

謹以此書，獻給所有爲肥胖問題所困擾的朋友們，如果你因爲一個章節的領悟或是一小段文字的感動，因而改善你對待自己或是家人的飲食生活態度，對我而言，都是無盡的喜樂感恩……

肥胖通常是以下症狀或疾病的元兇……

肥胖＝壽命短
　　＝癌症
　　＝脂肪肝（肝發炎）
　　＝糖尿病
　　＝高血壓（心律不整）
　　＝心臟病（心包油／血管硬化）
　　＝頭痛（頭部脹痛）
　　＝容易中暑（體溫協調性差）
　　＝免疫功能不佳（容易感冒）

＝鼻過敏（呼吸不順暢）

＝睡眠呼吸中止（睡覺打呼）

＝高尿酸（痛風）／高膽固醇／高血脂

＝骨質疏鬆＝關節退化

＝膽瘜肉（膽結石）

＝腎結石

＝胃食道逆流（腸胃疾病）

＝疝氣

＝蕁麻疹體質／皮膚粗糙

＝內分泌失調（生理期異常）

＝子宮肌瘤（腺肌症）

＝不孕症

＝靜脈曲張

＝負面情緒多／憂鬱症（易發怒／遷怒他人）

＝容易疲倦

＝喪失自信心

曾經有一位已經減完35公斤的學生講了一段令人窩心的話：

「老師，我發現你每天的工作就是『要幫幾十位學員做減重規劃』。多一個，少一個，幫哪一個人減，對你其實沒差喔？（反正已經滿檔……）可是，對我們而言，卻是關鍵一輩子的影響ㄟ！我不先減，就別人先開始減。想當初，8個月前，如果錯過了機緣，我現在一定還在和慢性病三高搏鬥，是死是活不知道；想當初，我如果沒有開始減，現在身體輕輕鬆鬆的就是別人乀！好險，我有馬上『抓住你！』嘿嘿！」（很奇怪，我的學生不時就會出現這種「另類思考」的天才！）

不過，奇妙的是，健康減重——營養飲食減重後，以上疾病或症狀改善的機率非常之大！（健檢報告可以證明！）但是，藥物減重（中／西藥）或是偏方極端減重還是無效喔！

請習慣當個健康的瘦子

人是一種習慣的動物，
一旦習慣「肥胖」，妥協「肥胖」，
也就只能無可奈何地勉強接受——
習慣身體不舒服、
習慣腰酸背痛、
習慣穿衣服很難穿、
習慣身體鬆鬆垮垮、
習慣不再年輕漂亮、
習慣體重逐年上升⋯⋯

可是一有機會瘦下來，「瘦下來的人」共同的心聲是：

「瘦下來的人」——會「習慣」身體很輕鬆、很舒服

「瘦下來的人」——會「習慣」穿衣服很好穿、很好看

「瘦下來的人」——會「習慣」別人不斷稱讚她年輕漂亮

「瘦下來的人」——會「習慣」多一、兩公斤就要「馬上」瘦下來

「瘦下來的人」——會「習慣」遠離「肥胖」的日子，還眞是好！

不再復胖的十字箴言：

「請習慣當個健康的瘦子！」

第1章

一生就減一次肥

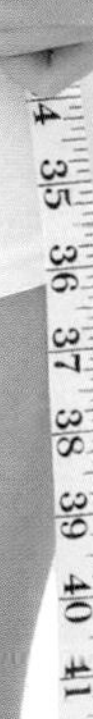

一生就減一次肥

我熱愛我的工作，

因為它有著無窮的希望和千金不換的成就滿足感

——因為美好，所以值得分享！

1 營養師！你長得很營養師ㄟ

你可能很難想像，對我而言，這是一句多麼令人振奮的話！

「營養師！你長得很營養師ㄟ！」

每當這句話從我面對面的接觸個案口中直接脫口而出時，對我簡直是一種近乎迷湯似的鼓舞。

這比起稱讚我年輕漂亮，身材窈窕，能力超強，還要令我覺得好聽受用一千萬倍。因為，再沒有一句話能比這句話更能代表他們對我專業印象的首度肯定；這也表示，他們認為我的營養健康養生理論，確實在我身上看得到驗證：

我　164cm，46kg，樂觀開朗，全身是愛。

我　線條緊實，內臟有力，身體健康，活力充沛。

我　頭一沾枕就睡，睜眼就是飽飽的六足小時。

我　即使每天工作12個小時，依舊隨時眼神發亮，笑臉迎人。

所以，他們說我很「營養」；

所以，他們願意透過學習，希望有天和我一樣「營養健康」。

其實，一直以來，我們有非常多的營養前輩和先進教授，不斷在他們的專業領域用心經營努力著，為人們的營養健康資訊，努力探求，不斷驗證。我感佩他們的汲汲耕耘，辛勤不懈。

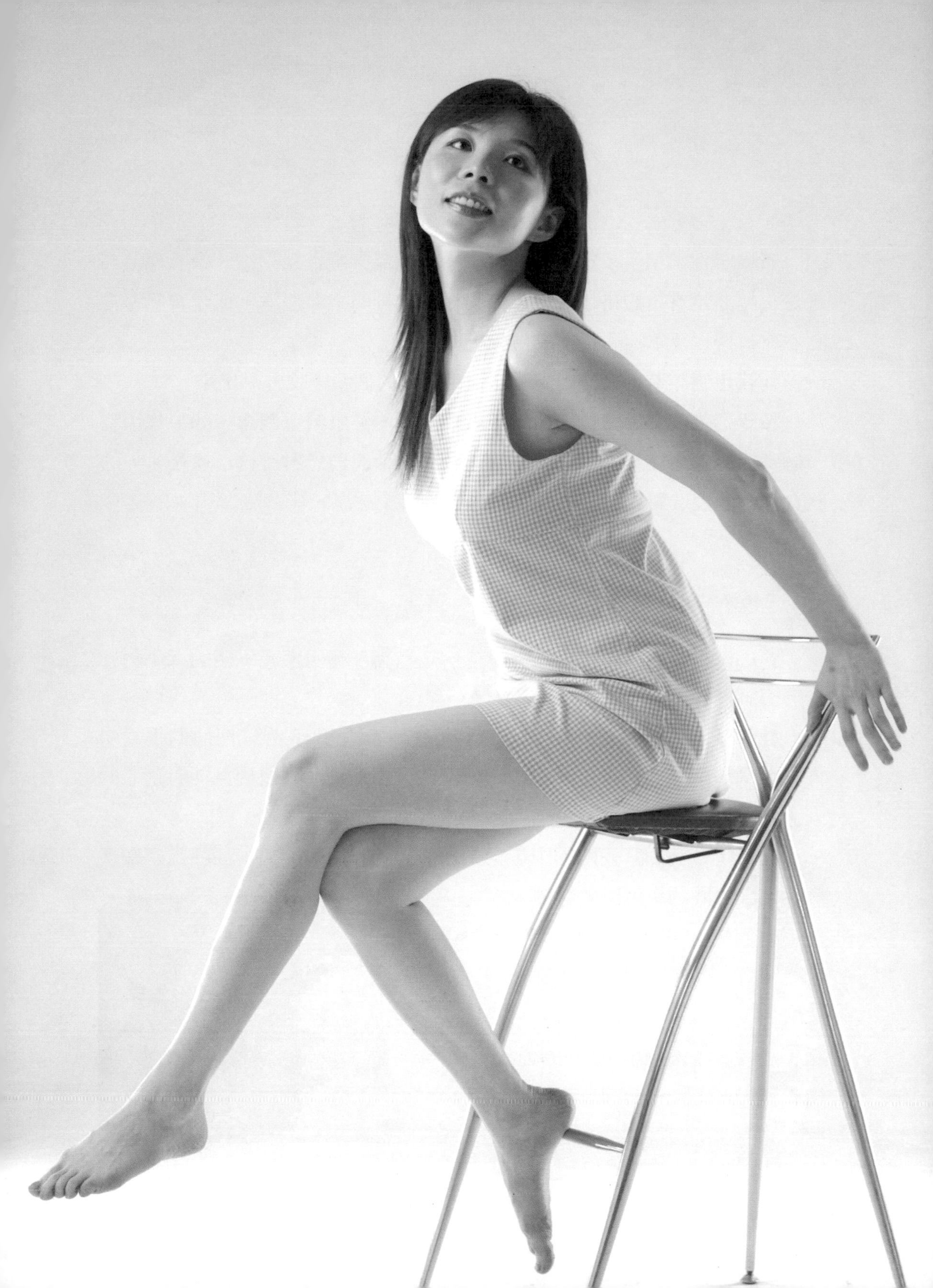

所以，在累積了多年的實務經驗後，我深深體會到——「營養學」其實是一門非常實用的科學，它不該只是書本裡的嚴肅理論，或是實驗室裡的生化數據以及單純的食物成份分析。

而我也應該略盡綿薄之力，將減重諮詢的個案經驗分享出來。

希望透過文字的力量，帶給讀者們全新的健康減重觀念。如果您因爲一個章節的領悟或是一小段文字的感動，從而改善您對待自己或是家人的飲食生活態度，對我而言，都將是無盡的喜樂感恩。

2 我的Patient不是病人

「Patient」在英文含意有兩種：一是名詞——病人、生病的人；另一是形容詞——有耐心的、有耐心的人。

我常簡稱我的減重個案爲「Patient」，但是我不希望把他們視爲病人，反倒是以我們在減重療程中的對待關係，稱讚期許他們爲「有耐心的人」還來得更貼切些。

其實，在我的營養門診中，絕大部份有肥胖問題的人，往往是處在疾病與健康之間的灰色模糊地帶。

他們的血液生化檢測報告，可能會警示有偏高的膽固醇／三酸甘油脂／尿酸等等指數；伴隨不穩定的血糖值；略高的血壓值；以及程度不一的肝臟脂肪浸潤（俗稱脂肪肝）——乍看的確

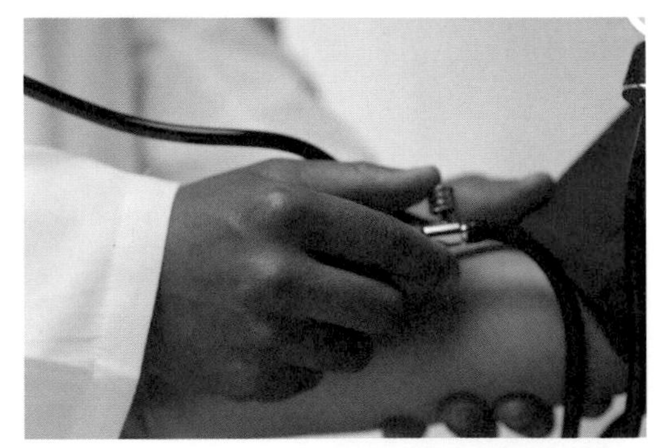

↑大部分的人減重後，血壓值也漸漸趨於正常值。

令人憂心。因爲有上述新陳代謝症候群的人，距離眞正需要用到藥物控制，往往只有一步之遙。

然而，只要能即時協助他們將體重／體脂肪降到理想範圍，養成一個較理想的生活形態，重新擁有健康優良的身體機能又是指日可待。但是，肥胖與慢性病往往不是一天兩天的飲食生活習慣所造成，要讓身體透過營養調理回復健康，這時就得要些許「耐心」了！

所以，我喜歡說我的Patient們，是有耐心的人，不是病人。至少我眞得不希望他們成爲病人……

3 Elain的眼睛：Patient的期待

每個人都有「死穴」，我當然也不例外。

我有一隻大約8歲大的台灣土狗Elain。她聰穎、慧黠、溫和、可愛、公關，集眾多優點於一身。可是，最殺死人不償命的是她那一對「無敵可怕的眼睛」。

爲什麼要說可怕？

養過狗的人都知道。當你的狗寶貝端坐你面前，張著天眞期待的眼睛和你四目凝望時，那種信任、可愛、期待、渴望愛的眼神——唉！再怎麼鐵石心腸的人也會溶化吧！

我也終於能夠體會，爲什麼有人會把寵物狗養成overweight的大肥豬狗。因爲你會栽在狗狗對你期待信賴的眼神裡，而想要掏心掏肺將一切好吃好用的東西全都給她。

相對於Elain的眼睛；在營養門診中，減重Patient的眼神更是複雜多情

——有期待、想信賴、怕失望、要協助，還有曾經反覆減重失敗的無奈眼神，讓我更加感覺被期待信賴需求的感情是可貴而值得珍惜的！

我更該用心去對待那些曾經反覆受挫的肥胖無助者。在我的認知裡，即便是口頭承諾也該全力以赴。

就是我的「死穴」——我珍惜被他人期待信賴需求的人生價值；而無法忍受人們被欺騙辜負的落寞傷感。

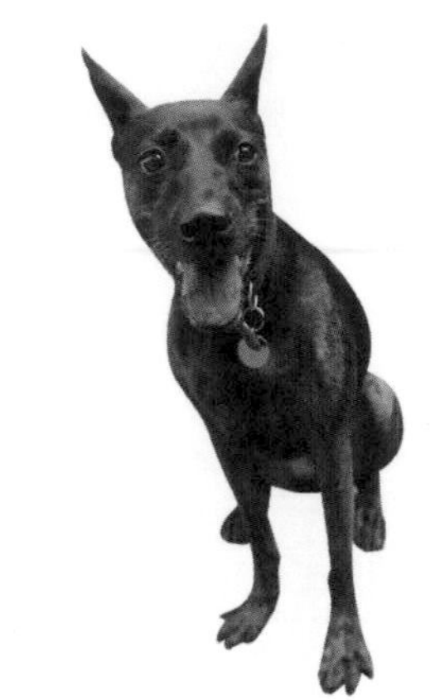

↑被期待信賴需求的感情是可貴而值得珍惜的！

「所以你很適合當營養師！」我的Patient如此說。

她們對帶點專業執著傻勁兒的我有著特殊信賴的情感；她們知道我會竭盡所能的輔導她們直到目標——在一次次營養門診諮詢中我努力想要建構她們對生理營養的正確認知。

減重只是過程，健康才是終極目標。

因此，我非常熱愛我的營養師工作，它有著無窮的希望和千金不換的成就滿足感。因爲我始終相信——被期待信賴需求的感情是可貴而值得珍惜的！

4 我愛胖美人

我愛胖美人，但我也樂於協助有健康認知的胖帥哥。

這該從何說起呢？

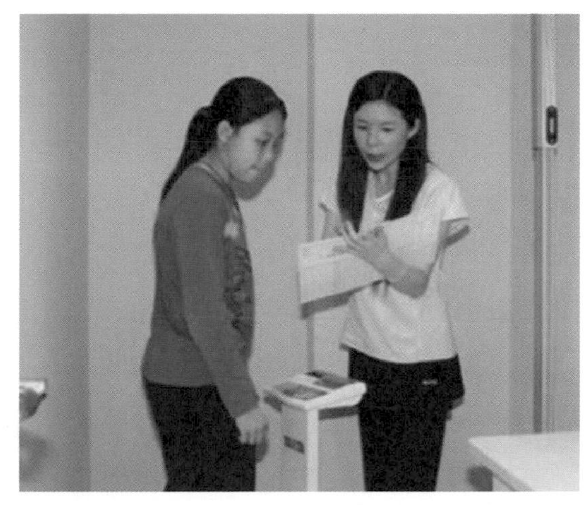
↑瘦身諮詢前，專業人員會為減重者做基本的身體檢測。

簡單說來：應該是我很欣賞女性對待自己身體的重視程度。一般到營養門診參加減重療程的，多半以女性居多。她們減重的動機，往往一開始是為了外表，總覺得瘦一點會好看一點，心情會愉快一點。她們最初的想法，只是為了讓自己瘦下來，更有自信一點！

可是一旦瘦下十幾二十公斤，竟然發現，原本身體的小毛病，例如：身體的不明酸痛、疲倦感、呼吸不順、肩頸僵硬、內分泌失調、下肢水腫等等可以不藥而癒；血液常規檢測試值（血壓、血糖、膽固醇、三酸甘油脂、尿酸值）也都一併正常了！

也正因為經驗多了，有些**「代謝症候群」**（註一）的個案，奇蹟似的轉好反應，讓我有更多的機會可以證明，只要將體重和腰圍（男90cm／女80cm）控制在理想範圍。罹患慢性疾病的機率將會大大降低許多！

有時候想想，應該感謝上帝讓女性有愛漂亮的天性，變胖了就會千方百計想要瘦下來！無怪乎在更年期之前，得到心血管疾病的女性，比例上

● 註一

代謝症候群：腰圍、血壓、高密度脂蛋白膽固醇（HDL）、空腹血糖值、三酸甘油脂。若五項中有三項不符標準，就代表將是罹患心血管疾病、糖尿病、中風的高危險群。

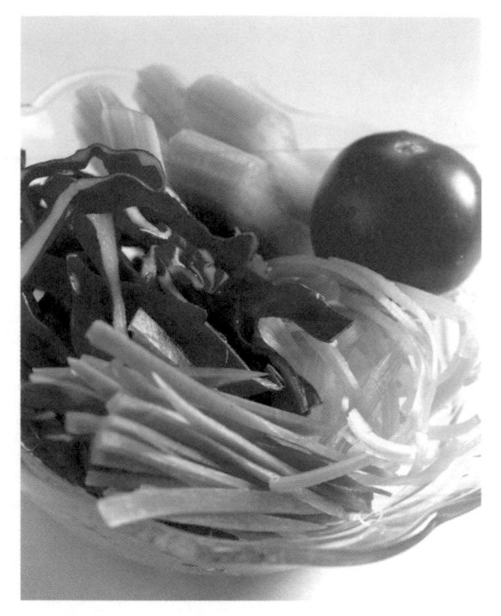

較男性來的低許多！

一般想減重的人大約分成兩種：一種是超過理想體重很多的，就是要減十幾二十公斤以上大體重的；另一種就是只想減5—8公斤左右，甚至只是想讓自己再苗條一點。

這就是女性可愛的地方。換個角度想想，因為她愛自己，希望自己越來越漂亮，越來越健康。只要動機是好的，使用的減重方式是安全不傷身的，讓自己因為瘦下來，而充滿自信與魅力，其實是值得鼓勵的！

更何況根據醫學研究報告，人們會因為喜愛自己的身體，而想要打扮自己，打扮的光鮮亮麗，就會使自己充滿自信心。充滿自信心的人，心情愉快，身體會大量分泌好的賀爾蒙，這就是最好抗老化秘方！

就像談戀愛的人，會分泌腦內啡一樣，整天都會覺得心情愉快，人生無限美好！你愛自己越多，愛你的人也會越多。你的人生就會隨時充滿積極光明的一面。

所以我每天在營養門診中看到許多減重瘦身成功的人，身體越來越健康，皮膚越來越漂亮，衣服越穿越好看，笑容也一次比一次燦爛，這就是我工作上最大的支持成就感！

所以我愛胖美人，當然我也樂於協助有健康認知的胖帥哥。只要你們不放棄自己，願意為自己的健康多投注一些關心。

我常告訴我的胖美人們：「心若改變，你的態度跟著改變；態度改變，你的習慣跟著改變；習慣改變，你的人生就會改變。」

5 一生就減一次肥　不要老是再輪迴

「妳累了嗎？」請不要誤會，我不是要你喝××提神飲料。我說得是：「妳減肥減累了嗎？」

購物頻道的天花亂墜；報紙上形容的仙丹產品；各種的減肥藥物；道聽塗說的偏方飲食；藝人在節目中表演的「絕對有效」產品。

「明明知道沒效果，還是會鬼迷心竅地試它一試。每次幾千塊的費用，前前後後花的錢累計起來已經不是用『萬』來計算了！」我的胖美人通常會在第一次減重諮詢時這樣告訴我。

「更慘的是，不止沒瘦，還越減越肥！」

「各式各樣的奇怪方法～針灸、抽脂、利尿劑、斷食、運動、控制熱量，老是瘦兩、三公斤，胖回四、五公斤。唉！一路就胖到七八十公斤了！」

「而且，我好像沒有一天不在減肥乀！」

所以，身爲營養師的我，才會想告訴你：「既然不想放任自己繼續肥胖下去，你必需得減肥。」

那麼，問題來了：

你是想一輩子天天都在爲肥胖問題困擾，天天減，卻天天肥？

還是，「一生就減一次肥，不要老是再輪迴」？

你一定覺得我在問白話，誰不希望一次就減完？誰不希望一次就胖子進，瘦子出？如果你這樣想，你就太不了解胖美人的內心深處了！

因為錯誤的資訊聽太多，無效的方法用太多，復胖的經驗也累積太多，她們已經不敢奢望太多……

所以，每當諮詢評估過後，我告訴她們應該要有決心要減到理想體重（每個人需要的時間不一）再外加一年的體重維持期。她們多半會抱持著半信半疑的態度…半信，是因為她們眼見我們的累積成功個案的確很多（數萬人以上），不試，機會就走了；半疑，是因為她們的失敗經驗太多，沒心理準備這次會成功……

她們不安的眼神，往往讓我覺得心有戚戚焉。所以，我一定會耐心分析：

分析一 為何會失敗？

你以前會失敗，是因為沒有專業的人協助你。從現在開始，我會以我的專業經驗讓你一天天健康的瘦下來。每隔兩、三天我們就得碰面一次，有沒有瘦，體重／體脂器不會騙你也不會騙我~~你和我的照護關係至少會直到你成功健康瘦下來為止。

分析二 飲食該如何調理？

你的飲食該如何調理？該做哪些營養補充？或是上班族如何吃外食？還有聚餐時該怎麼吃，聚餐後該怎麼平衡——每個人都該有專屬於自己的減重速度和營

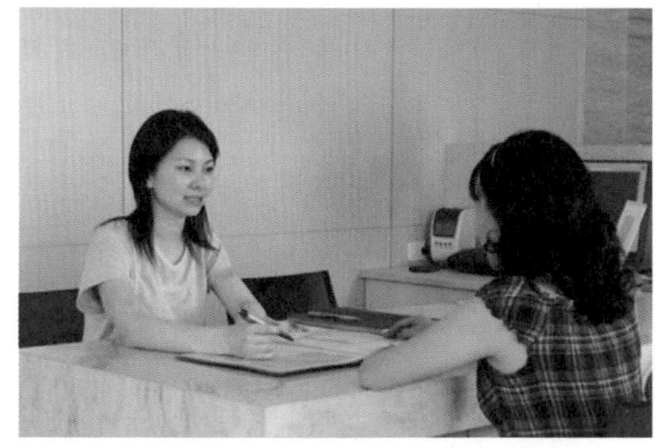

↑透過專業人員協助，減重不再是難事。

養計劃——因爲每個人的健康程度和生理代謝能力不一定相同，有經驗的營養師會協助你度過各種不同的階段，包括體重停滯期。

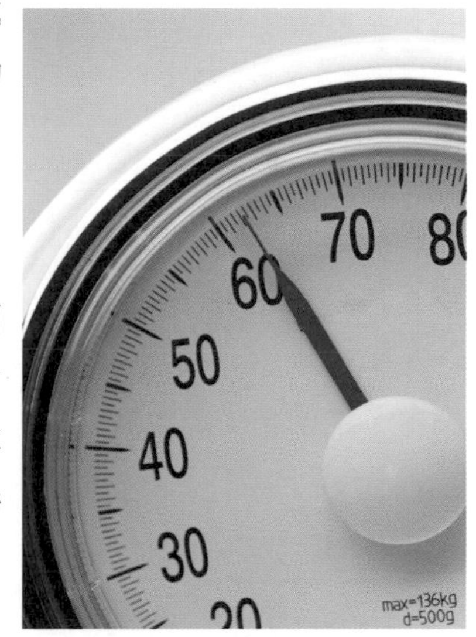

分析三 避免再復胖

記住！減重不要孤軍奮鬥，隨便聽個偏方買個產品就亂減一通，失敗率一定非常高。也不要輕易減個兩、三公斤，然後一再復胖，越減越肥。這樣反而容易造成**非酒精性脂肪肝病變**（註二）而大大危害健康！

所以，好好考慮清楚。不管是十公斤、二十公斤甚至三、四十公斤，我會輔導你減到理想體重，然後維持個一、二年，讓身體去適應新的體重／體脂率。有了健康的身體，窈窕自信的外表，你還捨得讓它胖回來嗎？

「一輩子都在減肥」和「一生就減一次肥」，你選擇哪一種？

● 註二

非酒精性脂肪肝病變：一段時期厭食、飢餓或吸收不良時，全身的脂肪將被逼燃燒，使大量脂肪進入肝臟，等待代謝。但若因長期缺乏蛋白質會導致脂質代謝異常，使脂肪囤積肝臟。這種營養缺乏性脂肪肝，較常見於減肥不當或反復肥胖yo-yo syndrome的人。

6 關於體脂肪和體脂肪的檢測

隨著時代進步，人類對於醫學和營養學的研究也會不斷地日新月異。

因爲我是個頗有年資的營養師，所以我清楚知道這一、二十年來台灣醫界和學界對於人體生理的認知有了很大的進步。包括體組成的測定，以及人體生理評估的重點參考要項。

早在二十年前的1980年代，對於肥胖的認知，大多還只停留在體重過重，身型碩大的初淺階段。人們對於體重過重所造成的負擔還只停留在「臃腫不好看」「不太舒服」的外表感覺。隨著知識的增長，1985年代起，我們對體位的認知進入到BMI「身高體重指數」這個概念。此理論基礎是由19世紀中期的比利時通才凱特勒最先提出的。BMI值原來的設計是用於公眾健康研究的統計工具。當我們需要知道肥胖是否成爲某一疾病的致病原因時，我們可以把受測試者的身高及體重換算成BMI值，再找出其數值及病發率是否有相關連。不過，隨著科技進步，現時BMI值只是一個參考值。

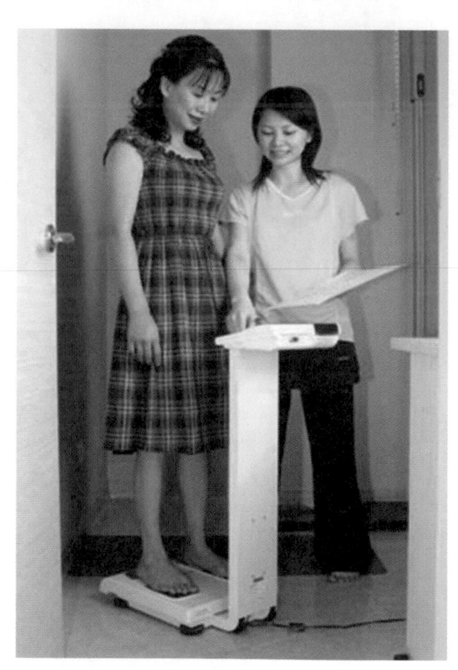
↑生化評估檢測–測量體重/體脂率。

要眞正量度是否肥胖，已經可以利用微量電流來量度身體的阻抗系數，用以推斷受測試者的脂肪厚度。甚至在近年來，對於肥胖與疾病的相

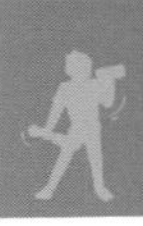

關連性已經進展到認為「腰圍」與「內臟脂肪」才是更具參考價值的評估指數。

目前，我在營養門診所使用的減重成效參考儀器，除了體重測量，體脂肪檢測也是非常重要的參考依據。減重過程中是否有減掉體脂肪，以及危害人體最多的內臟脂肪，是一件非常重要的事。而客觀的測量儀器就是必備的要項之一。

一般來說，女性的建議體脂率是22%以下，男性則是20%以下。所以換句話說，女性的體脂肪如果高於22%，男性如果高於20%就代表自己的體脂肪已經超出標準了，這個時候就要特別小心，因為體脂肪過高的話，就很有可能會演變成脂肪肝或是心血管疾病、甚至有中風的危險。

在這邊要給大家一個觀念，那就是減重和減肥並不完全一樣的。減重可能減輕了身體組織的水份及重量，卻不一定能有效的減去身體內部的脂肪，所以很容易過不了多少就會回復原來的身材。但是如果我們所減掉的是體內多餘的脂肪，那麼要復胖的機率就可降低許多。相對的，得到心血

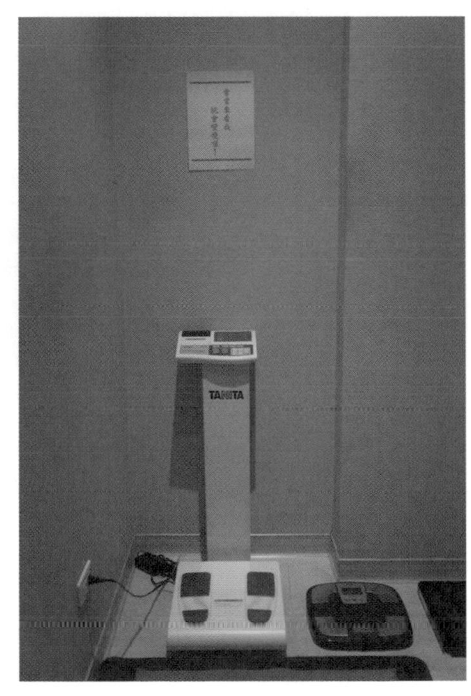

恩迪恩的巨無霸體脂計上貼有留言如下：「常常來看我，就會變瘦喔！」老師的學員們總是抬頭「會心一笑」！呵呵，一切盡在不言中…… →

管疾病或是糖尿病、高血壓的機會也會減少。

另外要提醒一些比較肥胖的朋友，你應該要更進一步的了解，自己究竟是屬於「內臟脂肪型的肥胖」還是「皮下脂肪型的肥胖」。這樣才能知道自己的身體是不是已經出狀況了！

7 寫給營養師同輩和後進們

我一直很熱愛我的營養師工作，也覺得它是世界上最適合我的一份工作。甚至天眞到以爲所有的營養師都會樂於享受這份工作所帶來的滿足成就感。可是，回首路迢迢，我發覺和我同質性的營養師並不多……需求很多，了解不多，投入更少。

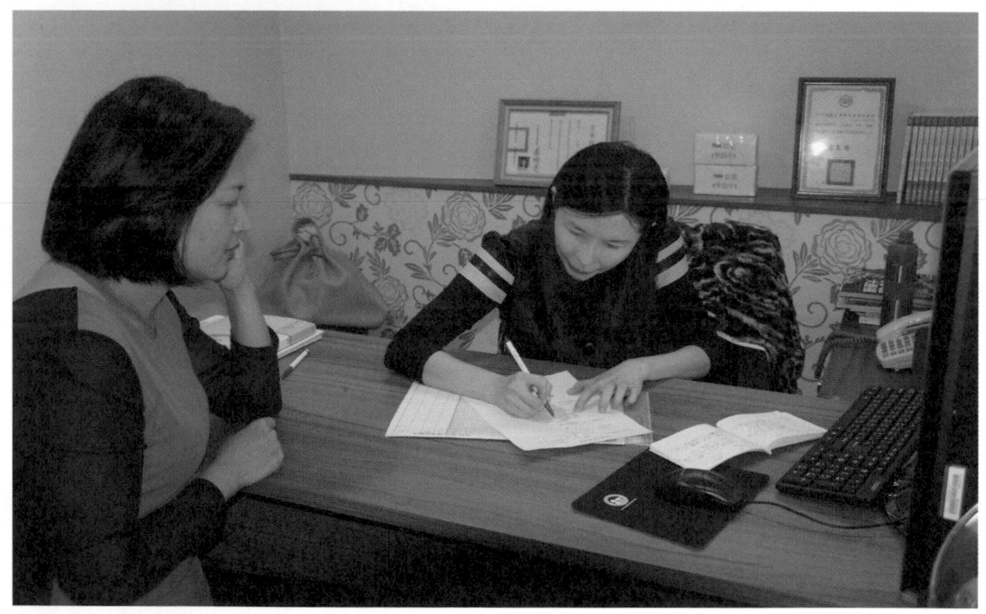

↑這樣的營養諮詢工作我想要樂此不疲的從事一輩子！

我知道在學術界、醫療機構、衛生機構、食品業界、團膳場所都有營養師的各類人材，在各個領域貢獻所學所長。他們也當然一定能從自己的專業領域獲得許多成就滿足感。

可我要說的是，專業營養減重需要更多優秀的營養師從業人員積極投入；營養教育更需要我們齊心協力一起努力；民眾對於營養養生保健的認知也尚待提昇。所以，我們應該用更寬廣的心彼此互相提攜，共同交流。

以我多年來的經驗，一般民眾對於能夠協助他們減重的營養師，有著非常大的需求；他們對於複合式的減重方式接受度非常的高（營養＋物理療程＋運動），只要是明確安全有效的。不同於醫院的病患，有減重需求的人，多半介於健康與疾病之間的灰色地帶。如果順利減到理想體重，對他們的身心健康將會有大幅度的改善機會！

因此，我希望能有更多優秀的營養師，透過研習進修，累積臨床個案經驗，造福更多有減重需求的人們——以安全、有效、不復胖的方式，協助想減重的民眾。

我一個人能投入營養工作的時間、力量是很有限的。即使每天十幾個小時的營養諮詢時間，每天最多也只能服務數十個有營養規劃需求的個案。

但是，很多人的健康是不容等待的；很多民眾似是而非的養生觀念是急待被導正的；很多學童的營養教育是需要被關愛的；很多老年人的體能是一天天在流失的。這些工作如果能多些營養師一起來推動、從事，你覺得是一個人的力量或是一千個一萬個專業人才的力度強大呢？

所以，如果你是一位對營養減重有使命感的營養師，我會非常樂於見到更多優秀的專業人才投入這塊尚待努力播種開發的園地。就像我在前言中提到的：

我希望藉由文字的種籽，將正確的減重方法開枝散葉、發揚光大，這是身爲營養師，應該有的專業理念以及教育精神——我期待，我相信，每個種籽都是好的種籽。

第2章

你的方法用對了嗎？
——減肥12大迷思

迷思1：「一顆減肥仙丹」的迷思
迷思2：計算熱量（卡路里）就一定會瘦？
迷思3：瀉肚子就會瘦？
迷思4：減肥就是——只吃蔬菜水果？
迷思5：不吃澱粉就會瘦？
迷思6：不吃油就會瘦？
迷思7：不吃蛋白質會越來越胖嗎？
迷思8：減重一定會有「停滯期」嗎？
迷思9：瘦不下要怪自己的減肥毅力不夠？
迷思10：「肥胖體質」就得注定一輩子肥胖嗎？
迷思11：小時候胖不是胖，長大自然就會瘦？
迷思12：運動減肥超有效？

你的方法用對了嗎？——減肥12大迷思

想當初剛當營養師時，每每在進行營養教育時，不只patient常覺得我的營養衛教內容新鮮，前所未聞，我也常會被她們的思考模式和提問回答，弄到啼笑皆非或不知該從哪一段講起。

但是，經驗久了就可以體會，她們的問題癥結點在哪兒？她們爲什麼會這麼發問？

畢竟是從小的環境養成教育所造成的，我們的教育體系，除了專門科系，一般民眾對自己身體的營養代謝機轉，或是促進身體健康的生理教育，實在少的可憐。

1 很多相關常識你知道嗎？

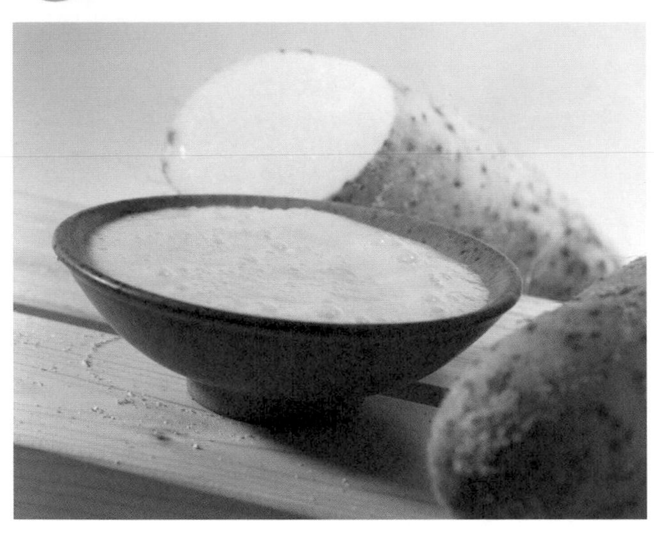

你可以回想，從小到大的學校教育中，有曾好好教過你認識自己的身體？器官功能如何運作？免疫功能如何運行？身體脂肪如何代謝或囤積嗎？

有教過你該怎麼挑選健康食材？該怎麼分辨優劣食品嗎？

有教你該如何選用

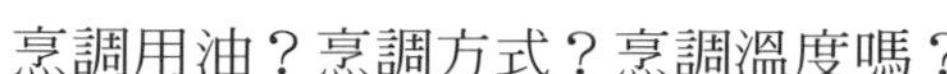

烹調用油？烹調方式？烹調溫度嗎？

有教過你回鍋油不能吃？化學加工過度的食品會致癌嗎？

有教過你如何避開「糖癮」？如何養成一個健康的生活型態嗎？

2 絕大部分都沒有！

這攸關每個人一生最重要的生存養生教育，卻始終從小被輕忽省略剝奪——就在這個我們自以爲進步科學的年代。

更慘的是我們的學童從小就被放任在「甜食飲料」的假快樂感官陷阱裡，連被正確拉拔提醒的機會都沒有（因爲大部份的父母也並不覺得事態嚴重），等到新陳代謝出現問題，就得終身受困在慢性病的魔爪控制中，甚至被迫因病而提早結束自己原本美好的生命。

當最基本的養生概念都模糊不清時，一旦面臨身體健康危機，就會沒有判斷是非的基本認知能力，而淪落道聽塗說，上當受騙的下場。

3 回到正軌

台灣是個可愛有生氣活力的寶島，我深愛這個我土生土長的地方。

雖然現今社會亂象多，似是而非的小道偏方多，媒體誇大不實多，令人灰心無力的不合理法規多，劣幣驅逐良幣的現象多。但如果沒有專業人士願意將所知所學貢獻出來，消費大眾對健康的認知就沒有再進步的空間；如果我的專業只想眷戀自己的安逸舒適圈，照顧我所及，那麼，社會上因爲濫用減肥藥物而致死的案例依舊會層出不窮；如果繼續任由黑心藥物商品氾濫成災，最終傷害的就是你我親友和下一代的寶貴身體。

所以，以下的12大迷思，都是我累積多年來所統計，一般人非常容易陷入的迷思。這些被誤導已久的觀念，由我提出另外的專業經驗看法分享給你。如果能引導你進一步的「沉思」你就不會淪入「迷思」的陷阱，反而會有雨過天晴，恍然大悟的意外驚喜。

加油！讓我們爲我們所愛一起努力吧！

迷思1 「一顆減肥仙丹」的迷思

很多人有這樣的奢望：有一種「仙丹」，不管是餐前或餐後吃都行，吃下它，就可以讓你肆無忌憚地大吃大喝——薑母鴨、麻辣鍋、薯條、炸雞、蛋糕、冰淇淋、正餐、點心外帶消夜吃到飽，吃到翻過去，吃到吐出來，卻——怎麼吃怎麼瘦、可以越吃越瘦、越吃越瘦、越吃越瘦……越吃越苗條、越吃越苗條……而且還完全沒有不良的副作用——不會心悸、頭暈、瀉肚子。

看到這，閣下想必眼睛變亮，綻放光芒，果眞有此「仙丹妙藥」？

當然沒有！

我以專業的背景和經驗肯定有良心地告訴你：「沒有！」

以前沒有，現在沒有，將來也不該會有（除非人類改變生理結構形態）。

這種和人類生化代謝機

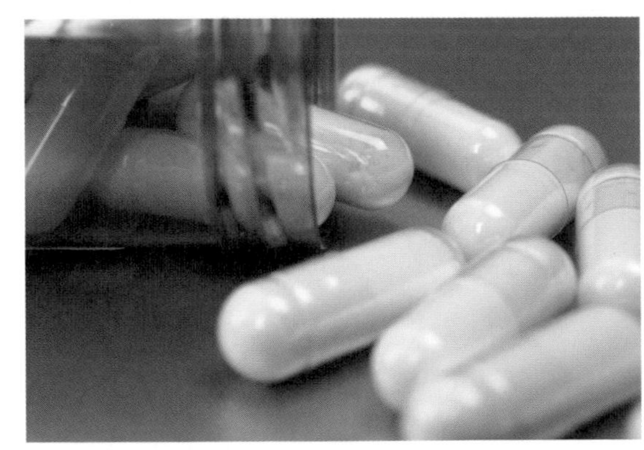

↑世界上還沒出現「減肥仙丹」！

轉互相矛盾的產物，如果已被發明，那麼容我告訴你：「此人鐵定馬上舉世聞名，諾貝爾醫學獎也絕對非他莫屬！」

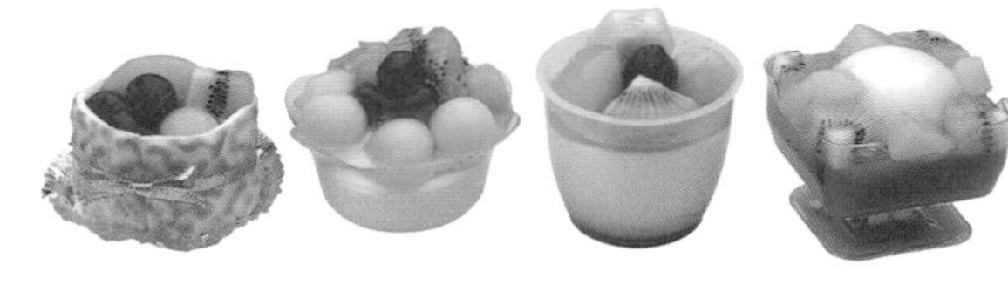
↑美食當前，不胖也難！

人類有始以來最偉大的發明莫過於此，此人的財富將會遠比世界首富還超越數十倍。所以，往後若有人再企圖營造「減肥仙丹」的美夢給你，請先想想，花個數千、數萬元買個沒用的「減肥白日夢」，甚至賠上自己的健康和生命，值不值得？

迷思2 計算熱量（卡路里）就一定會瘦？

很多肥胖的人都會有一個「口號」迷思，他們往往單純以爲：減肥就是少吃多動，熱量少進多出就會瘦了！

營養師的工作也只是幫你計算熱量卡路里而已；自己會瘦不下來，是「毅力」不夠或是沒去執行罷了！

錯了！大錯特錯！

所以你會看到肥胖的人只能繼續肥胖，如果他一直以爲減肥就只是簡單的「熱量進出」、「少吃多動」，很可能就此肥胖過一生，而沒有變瘦的機會。

其實，「少吃多動」只是個馬馬虎虎沒有生命靈魂的敷衍口號，眞要執行起來是很難行得通的。

瘦不下來，是「生理」問題

試問，一般人可以明確知道自己吃多少是少吃？動多少是多動嗎？就算十分苛刻身體去執行魔鬼減重計劃，又撐得了多久？撐過了會不會再復胖回來？甚至更胖？

他們以爲減不下來是「心理」問題，是「毅力」不夠，其實，以我專業的經驗告訴你，瘦不下來是「生理」問題，你的生理代謝功能出了問題。

因爲，如果光靠計算食物的熱量就能減重瘦身，那麼，我該如何告訴你，有些人天天三餐外加宵夜四、五仟卡，依然身材結實精壯，穠纖合度；有些人每天縮食減糧，精算熱量不到仟卡，卻虛胖依舊，越減越肥。

如果減肥像單純的數學問題，只要加加減減，計算進出，那麼，又哪來令人困擾的肥胖問題。

所以，減重不是數學問題，光靠計算熱量是瘦不下來的，人體也不是機器，變動性和適應性太強，熱量／卡路里只是基本常識，並不是專業知識，減重的關鍵並不單只在熱量的進出計算。

所以，爲了讓大家有更正確的認知，在本書之後的章節和範例中，你可以了解到，減重其實並不是一件困難的事——只要把握正確的方法和克服人性的弱點，你一定也可以做到「一生就減一次肥」！

迷思3 瀉肚子就會瘦？

最近不小心看到綜藝談話節目裡，女藝人正好在談論自己五花八門的減肥怪招；蘋果餐、巫婆湯、反覆催吐、呑食辣油、喝酸臭牛奶、死命餓肚子、吃瀉劑、利尿劑等等。雖然結論都是無效，但是我依然要替她們捏把冷汗。

如果只是想拼命搞壞身體來達到瘦身減肥的目的，那麼告訴你一個最有效的方法——得到癌症（cancer）會更快一點瘦下來，平均20天體重約可降8—10公斤左右。夠快了吧？可是你願意嗎？

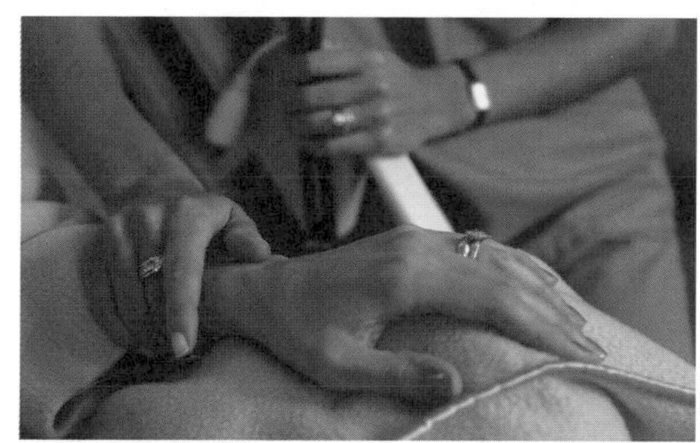

↑瀉肚子會先消掉身體內的水分，但不會拉掉體脂肪。

台灣女性普遍存有一個「瀉肚子」迷思；甚至天兵到以為把身體搞壞，消化道完全喪失功能最好——那麼就不會吸收營養，也就不會變胖了！

她們只在意體重，卻不知道搞壞身體人會變老、變醜、變腫、內分泌失調、不孕。甚至以為拉肚子、排宿便就代表會瘦下來。只能說道聽塗說的洗腦威力還眞大。

我常對我的胖美人分析：

「脂肪層是在皮下組織，不在你的腸胃道裡。你拉出來的頂多是食物的油脂，不會是你的體脂肪。」

這時我面前的胖美人才會恍然大悟，瞪大眼睛說：「對喔！難怪拉得要死也沒瘦下來過！」

不可能拉出體脂肪

「脂肪是透過能量的轉換，化成小單位的游離脂肪酸和甘油，提供身體組織和肌肉運作的能量。我們可以消耗體脂肪，卻不可能拉出體脂肪。」

很多女性朋友有這樣的經驗，想靠「瀉肚子」減肥。不管三七二十一，買了瀉藥吃了再說。結果當然就是一天拉個十幾次的水樣瀉，拉到四肢無力，全身虛脫，心悸發抖，肛門疼痛。

就算當時可能會因爲嚴重脫水，營養吸收不良而讓體重「假性下降」一、二公斤。可是哪有人可以一天二十四小時抱著馬桶，還得提心弔膽隨時「方便」下去，以及身體不時的「異味飄散」……。

所以，只要一恢復正常飲食，體重一定會連本帶利還給你，甚至還多更多。人體太聰明了，你用極端的方式對待它，它就用叛逆的方式來回報你。

請記住，要減肥先得善待自己的身體。瀉肚子的方法千萬不要再用了！

迷思4 減肥就是——只吃蔬菜水果？

我常說：「如果一個人因爲吃了過量的食物，過多的熱量，而導致肥胖，那是『理所當然』；但是，如果一個人明明吃的很少，甚至對食物熱量計算得很小心，卻依然肥胖，甚至越來越胖，那就叫『包大人！冤枉啊！』」

節錯食了——身體長期得不到營養也會胖

我曾經諮詢過一個個案，第一眼看她時，我明顯從她的樣貌就知道她的營養狀況一定出了問題。雖然只有三十五歲的年齡——臉部線條已經鬆弛下垂，法令紋很深；手臂臀腿不止沒有肌肉線條，還鬆軟無力顯得浮腫。小腿輕輕一按壓，就有橘皮浮肉出現。

她非常不解的問我：

「我是一個很注重健康的人，我從很年輕就很注意保養……」

「我的運動量很大，天天跳韻律作瑜珈，為什麼還是胖還是鬆呢？」

「我不吃油膩食物，也很少吃米飯，幾乎都是吃蔬菜、水果，天天都喝『精力湯』，可還是瘦不下來！」她心中有千百個不解，很苦惱地告訴我。

唉！又是一個只知其一不知其二的錯誤範例。

如果再繼續她以往的飲食生活方式，下場一定很慘，而且會慘得很冤枉。在本世紀生活富足的台灣，因「極度營養不良而身體器官衰竭」。

我很慎重的告訴她：

「我很贊同你重視健康的養生態度，這是很好的一件事。可是一定要先讓自己有好的身體基礎，營養充足的身體，才可以根據自己的體力狀況安排適合自己的運動。否則，明明身體已經很虛弱無力了，還要做大量耗體能的運動，身體一定不堪負荷。就好比一部缺水缺油的車，你硬是要發動加速，引擎不壞也會故障吧？」

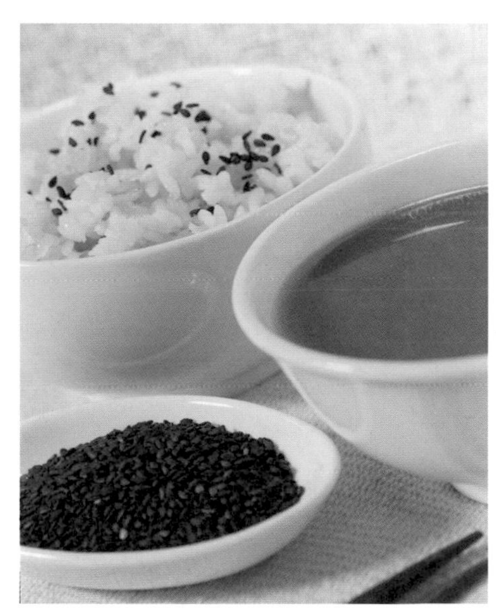
↑身體長期得不到營養也會變胖喔！

「還有，蔬菜水果、精力湯，在人體負責的是營養串聯的輔助角色，但是最基本的醣類、蛋白質、脂肪都應該要均衡攝取，身體的器官運作才能正常化，蔬果、纖維、酵素的存在也才有意義。」

「如果本末倒置，身體長期得不到應得的營養，內臟和肌肉一定會被犧牲耗損，皮膚會鬆垮沒彈性，淋巴液無法回流，小腿會腫脹難消，都是營養不良的徵兆！」

聽完我的解說，這三十五歲小姐彷彿大夢初醒，恍然大悟的說：「難怪我老是覺得自己像五、六十歲的身體，還以為是運動不夠！原來是吃錯了　「吃這麼少還會胖，眞是冤枉哩！」

所以，看看別人，想想自己——

你是不是也同樣是「營養不良症候群」中的一個；

也同樣只迷信吃蔬菜水果減肥呢？

要眞是這樣，快改善自己的飲食狀況吧！

因為，你的肥胖眞得很冤枉哩！

迷思5 不吃澱粉就會瘦？

我常舉這個例子來做案例分享：

二十幾年前，在我還在醫院實習時，曾遇到一位讓我印象深刻的個案。她是位四十五歲的中年婦女。身高156cm，體重68kg（當時還沒有體脂肪檢測，所以無法得知體脂率）是一個典型的家庭主婦，平日買買菜，接送小孩，睡睡午覺，做做家務。

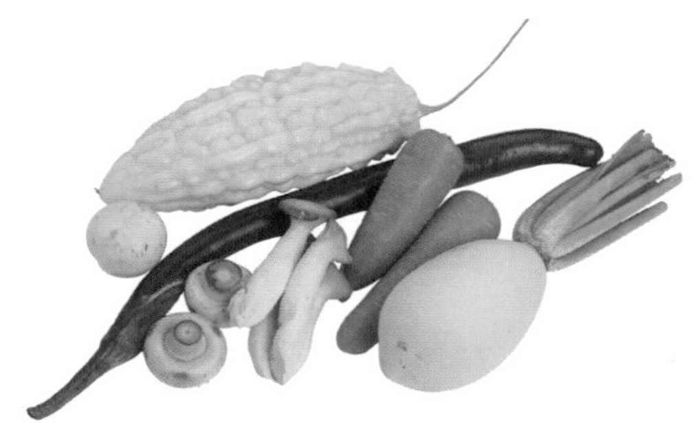

↑光吃蔬菜水果減肥的方法是錯誤的！

一個月沒有吃飯卻胖了

第一次來醫院諮詢營養門診，就提出一個問題：

「營養師，很奇怪，我這一個月都沒有吃飯，也沒什麼吃其它東西，可是體重突然多了五、六公斤。」

沒懷孕，體重在一個月內多了快10%，的確不尋常。

「嗯，你一個月都沒吃飯，肚子不餓嗎？」門診營養師問她。

「不會呀！都飽飽的ㄟ！」她回答。

這更怪了，一個月沒吃也不餓，絕對不合人體的生理常態。

「好，你沒吃飯，那你有吃什麼或喝什麼東西嗎？」

「沒呀！就聽說斷食會瘦，又聽說喝蔬果汁對身體很好，我就每天光喝柳橙汁而已，餓了就喝，不過也不怎麼會餓ㄟ。營養師，喝蔬果汁應該不會胖吧？」

「那你每天喝多少？」

「一次500cc，渴了就喝。就是那種2000cc保特瓶裝現榨的啊！一天差不多三、四瓶吧！」

聽完她說完這句話，我們大家差點沒從椅子上跌下來！

喝多了果汁等於吸收了高熱量

三、四瓶合計約6000cc以上的去渣高G.I柳橙原汁（保守估計約含3000大卡的熱量），輕度工作的中年婦女，扣除代謝能量，每天光熱量就可結餘進帳一千多大卡（還未將食物的G.I值列入考量因素），她居然整整喝了一個月！

兩個實習生加營養師，我們很快的互相對望，小心自己臉上的表情。

可是我們都在想一件相同的事……難怪她可以一口氣多了五、六公斤的體重，的確合理。純果汁的增重「威力」的確不小。

事後，我們還是很有耐心的解釋她的肥胖原因，也要她好好吃回正餐，不要亂聽信偏方，萬一得到慢性病就得不償失了。也還好一、二個月後她的體重就漸漸下降回穩下來，不再往上飆升。

這件事給了我很大的體會和「凡事歸零」的心態。

所以至今我還會不斷提醒自己：對待個案學員時要像牽引小孩學走路，走穩了才能慢慢放手；也要不厭其煩，從最小處協助他們；一旦發現他們的飲食觀念有偏差，也要耐心糾正。因爲，念營養的人又不是他們，他們不懂是可以被理解的。

只是，我覺得現在很多人都矯往過正了……

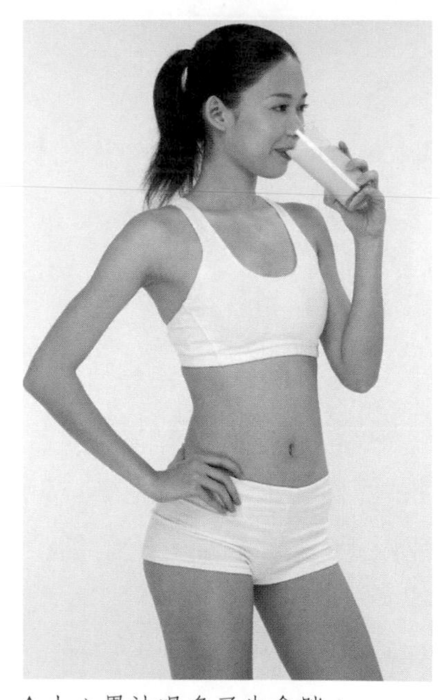

↑小心果汁喝多了也會胖！

碳水化合物是能量來源

我們都知道，碳水化合物能爲人體提供最多的能量來源。一般人比較熟悉的例如米飯、麵食、五穀根莖類、麵包、甜點、甜飲料都是提供我們人體碳水化合物的主要來源。你可以根據你的活動量來補充較健康的複合式的優質澱粉，例如五穀根莖類。而少吃精緻的碳水化合物～例如糕點餅乾、甜飲料、加工製品等等。

可是有很多人因爲接觸了不正確的飲食觀念，就以爲想瘦就不能吃澱粉食物，或是想瘦就只吃肉不吃其他食物，或是只吃蔬菜水果，其他都不吃，這些都是很不正確的飲食方式。吃久了，一定會出問題。很多科學家研究發現，如果你長期沒有攝取碳水化合物，就會影響你身體放鬆和樂觀賀爾蒙的分泌。特別是一些原本就有憂鬱症的女性或是更年期的女性，一定要適量補充碳水化合物，而且不能隨便以不吃澱粉，或光吃蔬菜水果來減肥。否則不但瘦不下來，還可能會將身體機能破壞，內分泌失調，甚至還會因此得到暴食症，反而會越來越胖喔！

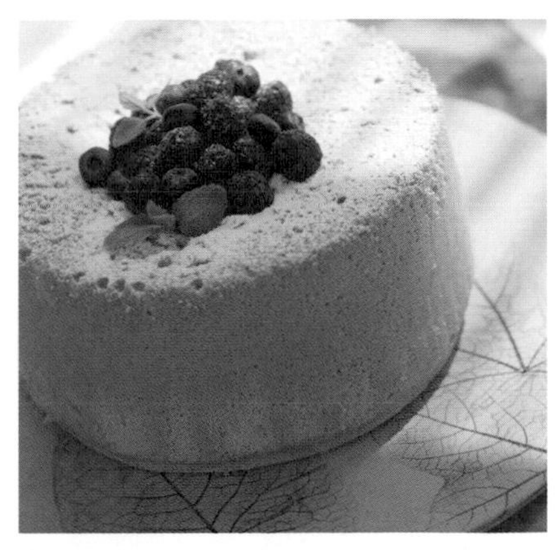

↑減肥者應少吃精緻的碳水化合物，例如：糕點餅乾、甜飲料。

迷思6　不吃油就會瘦？

我常要減肥的人一定要吃油，而且要吃好油，甚至還要建議他們去有機商店買好油，例如冷壓的亞麻仁油、苦茶油、酪梨油；或是日常飲食中最容易缺乏，需要額外補充的Ω3含量豐富的魚油等等。

減肥的人一定要吃好油

減肥當中特別要攝取足量的好油。好油會有助於內臟機能正常代謝運作，穩定神經系統，以及幫助脂溶性維生素的吸收。

在我以往的經驗中，常會遇到一些想減肥的太太小姐，反而越減越肥的情況。

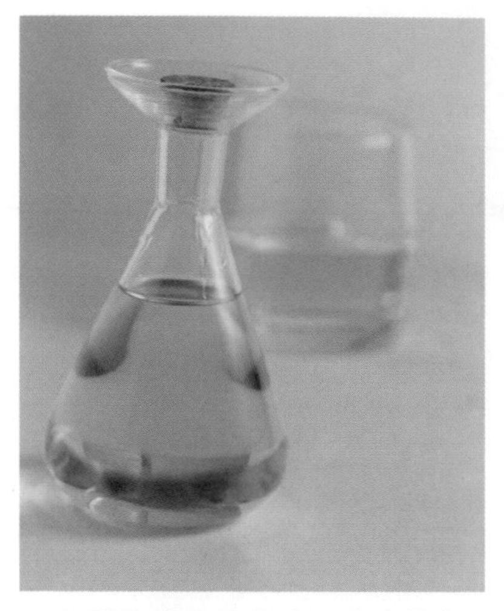

↑身體內的壞油愈多，生理機能一定會出問題。

在首次諮詢時，仔細端詳她們的外表，會發現她們的皮膚乾燥，頭髮沒有光澤，氣色不佳；對談過程會覺得她們情緒不穩，思考模式跳躍不連慣；如果再合併生理週期混亂，內分泌失調，失眠頭痛等等。那麼，差不多可以斷言是蛋白質和油脂的攝取出了問題。

再仔細詢問她們怎麼吃飯，很多是「滴油不沾」的奉行者。

因爲不知從誰開始？從何開始？台灣很多女性，吃飯時飯碗旁會有一碗白開水，美稱「去油過水」，將菜餚在水碗裡過一下再吃。肉類也只吃瘦里肌肉片，白水清燙，滴油不沾。因爲她們直覺認爲「食物的油」等於「身體的肥油」，不要吃油就身體就不會長油。這些觀念都錯了！

可怕的反式脂肪

不吃油，人體很容易有血糖不穩的情形，肚子一餓，麵包糕點隨手抓了就吃，反而吃進了更多可怕的反式脂肪酸。久而久之，身體內的好油越來越少，壞油越來越多，生理機能一定會出問題。到時候，一旦產生因爲內分泌失調所引起的肥胖問題，就不再是單純的少吃或多吃的問題了！

更何況，能讓脂質生合成的食物，並不單只有油脂。過多的蛋白質、碳水化合物，特別是許多看不見的精緻糖份，隱藏在許多加工製品中，才是最大的肥胖原凶。

所以，請記住，只要你是人類，只要你還活著，吃好油是絕對必需的！

迷思7 不吃蛋白質會越來越胖嗎？

「不吃蛋白質會越來越胖嗎？」——是的！

我常常在營養諮詢時，看見我面前的妙齡女子，因爲減肥怕胖，或是接收了不正確的飲食資訊，用了許多奇奇怪怪的偏方飲食。例如：長期只迷信蔬菜水果減肥，不僅不吃澱粉還不碰油不吃蛋白質，又拼命做運動的結果，造成兩頰凹陷，線條鬆弛；即便不胖，身材也沒有美感可言，甚至說實在點，皮層鬆弛到有點慘不忍睹。

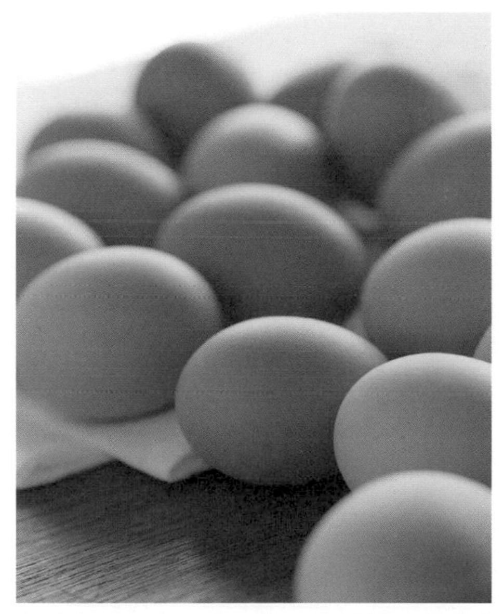
↑不吃魚、肉、豆、蛋、奶這類高營養價值的食物，會使身體新陳代謝變差。

「我明明很認眞運動啊？」、「多運動不是會越來越緊實才對嗎？」、「我怎麼會越來越胖、越來越鬆啊？」一連串的疑問和不平之鳴，其實都是因爲以訛傳訛的錯誤觀念造成的。

當主角和配角的重要性弄相反時，結果就是如此這般的不如預期。我常喜歡用「男女主角」和「媒人」來比喻形容六大營養素在人體所扮演的角色地位：

「蛋白質」、「脂肪」、「醣類」是相親時的男女主角

「維生素」、「礦物質」、「水分」是負責穿針引線的媒人角色

在人體的生理代謝需求上，媒介物質「維生素」、「礦物質」、「水分」固然重要，但是主要養分「蛋白質」、「脂肪」、「醣類」卻更不可缺少。一旦角色弄錯，只吃蔬果度日，而不攝取人體所需的基本原料，就會形成「媒人滿街跑，主角找不到」的奇怪現象；到頭來只是瞎忙一場。可是，偏偏這樣的狀況，卻普遍存在許多愛美又怕胖的女性身上。

蛋白質與便秘和肥胖的關係

很多女性都有長期便秘的困擾。因爲便秘，就覺得自己一肚子髒東西，間接就聯想到是因爲「便秘讓自己瘦不下來」。然後呢？就開始覺得應該要多吃蔬菜水果，多補充大量酵素，將飲食的主角「蛋白質」、「脂肪」、「醣類」丟到一邊；反而將三餐都以蔬菜水果取而代之。「少吃肉類，多吃蔬菜水果」，吃到手腳冰冷，四肢無力。把雜食的人體當吃纖維的牛羊餵養，你想，身體會健康嗎？

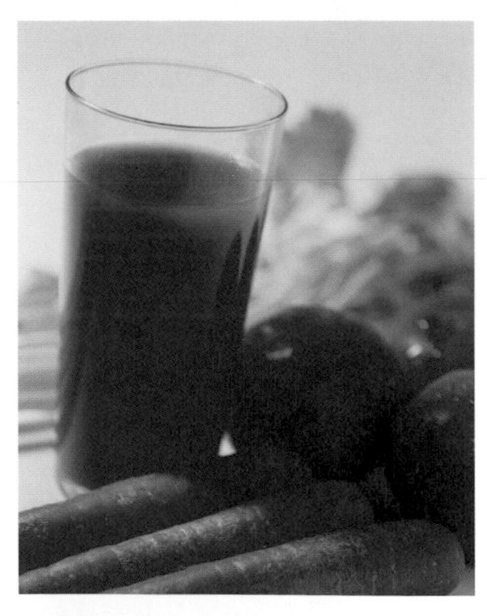

↑適量吃蔬菜水果，補充身體必需的酵素。

長期不吃蛋白質的結果，會造成身體組織日漸衰老退化，消化器官鬆弛無力。因爲當蛋白質供應不足時，會導致消化器官的肌肉韌帶鬆弛，某些內臟會改變位置和狀態：例如：胃脹氣、胃下垂、腸子糾纏，甚至影響消化吸收功能；當腸子的肌肉鬆弛後，基本的收縮和伸張功能就消失退化了，大部分的食物無法被消化，就會滋生出大量的腐敗壞菌，連廢氣也無法排出體外，肚子老是覺的鼓鼓脹脹不舒服，因而會讓許多愛美的女性覺得自己腹部很肥大，其實「便祕」很可能是主因。

所以，如果你長期被便秘和下腹肥胖所困擾。除了日常活動量不足，纖維質攝取不夠以外，你應該回想自己是不是可能「蛋白質營養不良」而毫不自知呢？

營養師教你應該知道的營養小常識——蛋白質和水腫型肥胖的關係

常常有女性朋友問我：「爲什麼我明明吃得很少了，卻還是越來越肥越來越腫？」、「營養師，我連喝水也會胖ㄟ！」

身陷這類困擾的人，是因爲不知道「肥胖也是屬於營養不良的一種狀態」——該吃的營養沒吃到，不該吃的卻又吃得太多。例如：人體的肝臟可以製造一種蛋白質（白蛋白），主要能夠維持血液的膠體滲透壓，臨床上血漿中白蛋白的含量，常用來評估病患的營養狀態。如果營養狀況不良的人，這種蛋白質就無法產生足量，各組織中的廢物就不能清除，短時間內體內就會積存大量水分，讓人誤以爲體重增加就是變胖了，愛美的女性反而會因此而減少食量，甚至不吃魚、肉、豆、蛋、奶這類高營養價值的食物。這樣惡性循環的結果會使新陳代謝變差，水腫情況會更加嚴重。

根據人體醫學的研究，攝取適當足夠的完全蛋白質，在減重的過程中，可以避免肌肉以及內臟蛋白的流失，體脂肪的代謝會較爲完全。攝取足夠的完全蛋白質，在蛋白質被消化吸收時，體溫會上升，人體的新陳代謝率會因此大大增加。這就可以解釋，如果你攝取了充分足量的完全蛋白質，而且其他必須營養素也足夠時，即使活動量不大，也會比想像中更快達到減重的效果。更何況，製造細胞、毛髮、皮膚、指甲的主要原料就是完全蛋白質，所以要減的健康、漂亮、有體力，好吸收的完全蛋白質是一定要的。

營養師的指南針

你常因為怕胖而不知道該吃哪些有益健康的食物嗎？

你常常覺得身體四肢有水腫的現象嗎？

你覺得自己已經漸漸虛胖鬆弛了嗎？

鏡子中的臉蛋，擦再貴的保養品，也依然鬆垮嗎？

提供給你一個有效的建議，你可以諮詢營養相關的專業人士，評估出自己的營養狀況。不要因為長久錯誤的飲食觀念和習慣造成自己日漸肥胖鬆弛衰老，那實在「太冤枉」了

迷思8 減重一定會有「停滯期」嗎？

這幾年來，我常應邀到各個機關團體、學校去演講推廣「健康減重」和「營養養生」的專業理念。只要時間允許，對於學員的提問，我通常會知無不言，言無不盡的傾囊相授——因爲我希望台灣的整體飲食環境能夠越來越好，不要再有「一根香腸的悲哀」的類似事件發生；我希望藉由不斷地播撒「營養觀念」的種籽，然後育出「健康快樂」的樹苗。雖然一個人的力量很薄弱，但是，繁衍的力量會越來越大。只要是對的事情，我一向不認爲應該考量太多——去做！就對了！

「減重停滯期」是複雜的問題

有趣的是，每當演講結束。學員發問的問題中，每場都會有人提到有關「減重停滯期」的問題。剛開始，我實在不知道該如何回答這個看似簡單，實則複雜的問題。而另一個難度在於，我很難在短時間內教會他們——為什麼一般人所用減重方式，非常容易在減了二、三公斤後就出現不動如山的停滯階段，甚至還復胖更多？

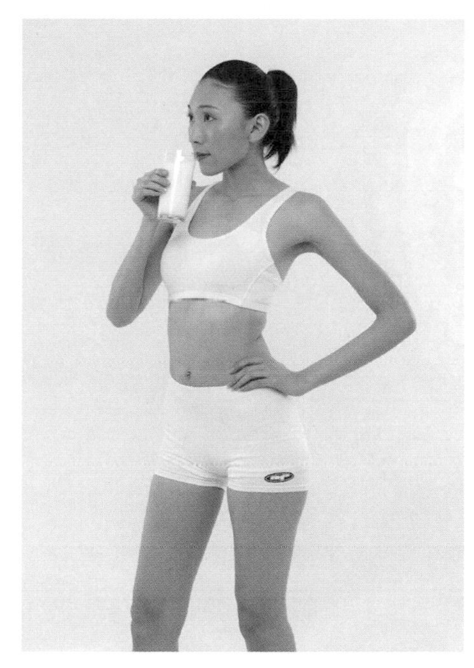

↑營養不均衡會導致肥胖。

可是，我所接觸的減重個案們，不但不容易出現體重停滯期，反而可

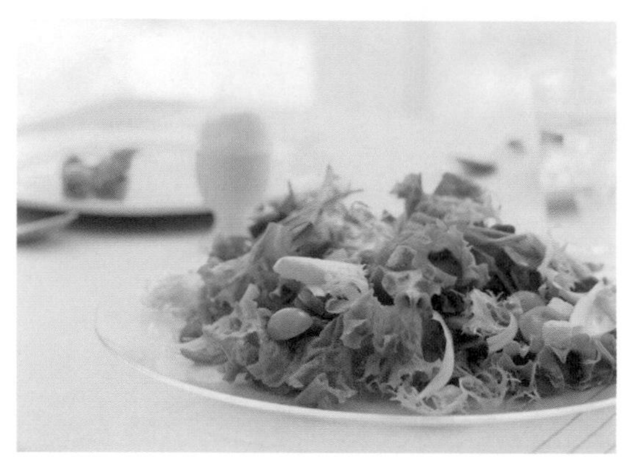
↑攝取的營養對了，減重就不容易出現停滯期。

以一路順利減到理想體重？

其實，關鍵就在「營養」——營養對了，就不容易出現停滯期。

爲什麼呢？因爲體脂肪是人體的必需組成之一，它具有保護身體、儲備熱量、進行營養素的代謝吸收以及穩定神經系統、細胞膜、內分泌系統等等重要的生理功能。

用個擬人化的說法：當你希望身體的脂肪遠離你時，千萬不能讓身體覺得自己正處於「營養不良的狀態」，否則，體脂肪說什麼也會拼了死命來保護你，因爲這是它的主要天職。偏偏一般人現在所用的減重方法大多是「虐待」搞壞身體法——瀉肚子、巫婆湯、斷食、濫用藥物等等：所以，當然減沒幾公斤，狀況就會來了。

「抗議營養不良」的訊息

我常說：人體太聰明了！想減重一定要健康減重，你用極端的方式對待它，它就用叛逆的方式來回報你。減重初、中期所出現的「減重停滯期」，或是減重後的馬上「復胖」結果，有時就是身體向你傳達「抗議營養不良」的訊息，身體都有危機了，它怎會願意再釋出體脂肪，讓你的體重往下降呢？

所以，想要體重／體脂肪順利往下減少，一定要讓你聰明的身體覺得自己營養狀況良好，代謝正常，沒有任何的危機感，才有可能讓體重／體脂肪在不設防備的狀態下釋放代謝出來。

「營養狀況良好」就不容易遭遇「體重停滯期」這是我累積多年的臨床經驗和心得——我的每個個案都有詳細的體重／體脂肪下降過程紀錄，也的確大部份都能呈現穩定下降的瘦身結果。

至於，如何才能讓身體的營養狀況良好，不要出現營養不良的狀況？

如果你無法明確的知道自己的營養狀況好不好？到底是過剩還是不良？有沒有需要修正的不良習慣？哪些食物該吃不該吃？那麼，建議你可以諮詢營養相關人士，依照你個人目前的生理狀況做個完整的評估規劃和建議。我相信會遠比你自己瞎忙一通或是亂聽偏方來減重，要安全有效果的多！

就像在現今的時代，你如果要生小孩了，我還是建議你最好上醫療院所找婦產科醫師協助生產，會安全的多。即便不找醫師，你可能自己也生得出來，但是，風險承擔還是太高。

畢竟，**人非全能，隔行如隔山，專業的事就交給專家去做就對了！**

迷思9 瘦不下來要怪自己的減肥毅力不夠？

我常想，如果減肥的人，完全要依靠自己的「毅力」和「決心」來支撐，要死命節食，這也不能吃，那也不能碰，每天只能吃乏味單調的偏方餐點，作大量消耗體能的運動，還要不斷催眠自己：「我一定要瘦下來！」「我一定有毅力堅持下去！」

並沒有將「減肥」自然地融入日常生活中，只當作一段「受苦」的日子。那麼，我可以坦白告訴你：「百分之九十以上的人注定都會失敗！」

因爲你和你聰明的身體唱反調，輸的人鐵定是你。

所以，對於老是瘦不下來的你，我喜歡用較寬容的經驗告訴你：

請不要怪罪自己是個沒毅力的人，我們都是凡夫俗子，理所當然不會有「超人般」的毅力，真正的失敗的元凶除了用錯減肥方法外，其實你是敗在「人性弱點」——沒有人督導管理的自己多半是懶散鬆懈的。

根據我長期的觀察，絕大多數的人是希望在生活上「被規劃」的——特別是在減肥時期，如果每天都有飲食原則可以遵循和執行，大部分的人是樂於接受這樣的安排的。

會有這樣的發現是因爲，一般來營養門診的個案，在一開始執行減重計畫時，其實是很茫然沒有方向感的，他們不知道究竟該怎麼吃才會瘦得下來，也不知道自己的體質究竟該怎麼吃才對。所以營養師理當扮演的角色，就是好好的協助她們開始執行個人的飲食計畫。

執行個人的飲食計畫

初期先每三日給一份建議食譜（早、中、晚餐該吃麵或吃飯，食物的熱量和G.I值該怎麼分配，營養素該怎麼均衡）。

隨著回診時體重／體脂肪的下降，每三日就更換一次建議飲食；並且在每次營養諮詢時，給予這些未來美人們正確不復胖的飲食觀念，包括以後瘦下來後、吃完大餐後該如何平衡飲食……都會在這段減重期間給他「好好實習一番」。就像牽著剛學步走路的小孩，初期要握得緊一點，等熟練後才慢慢鬆手。

很有趣的是，當我的個案已經瘦到接近理想體重，可以選擇要自己分配飲食還是需要建議菜單時，多半得到的答案是：「營養師，你還是給我菜單好了！這樣我才不用傷腦筋要吃什麼？也才瘦得下來啊！」

所以我才會說，瘦不下來不是毅力的問題，而是你該懂得克服人性弱點，選擇可以協助你的力量，幫你規劃減重的目標和進度。

這樣得到的效果往往是會讓人非常滿意的！

迷思10 「肥胖體質」就得注定一輩子肥胖嗎？

眞的有「肥胖體質」這回事嗎？

是的！眞的有「肥胖體質」。

就像外表長相、骨架大小都會遺傳一樣，「代謝體質」當然也是遺傳基因的其中一項。

對生活在富裕環境的現代人而言，「肥胖體質」是一件有點無奈和困擾的事。可是，你可能很難想像，在數百數千年前，或是現在生活在貧困地區的人而言（例如：非洲難民），有「肥胖體質」反而是一個好事，甚至是賴以生存下去的「優良基因」（因爲遇飢荒時，沒有儲存脂肪能力的人，早就都死光了！更不用說有下一代了！）

所以，今天你可以存活，或多或少都遺傳了祖先們「儲存脂肪」的優良基因。只不過，過度會儲存脂肪的體質，對飲食環境豐富，大量美食當前的現代人而言，反而成了非常大的身體負擔。

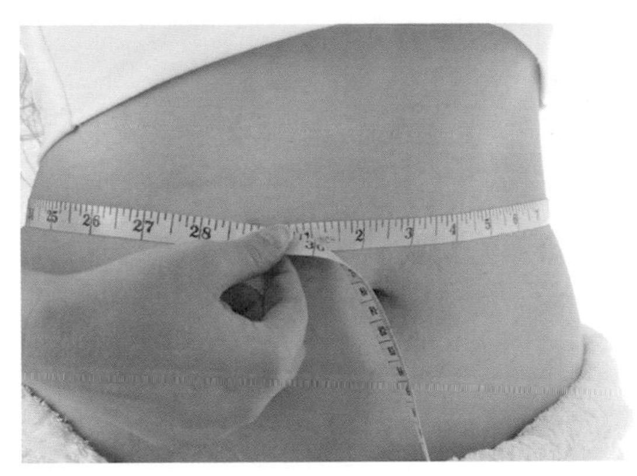

如果變胖了想要減肥，

「肥胖體質」也是會影響減肥效果的因素之一。但是，如果你的態度是消極的面對自己的「肥胖體質」，完全不管地天天大吃大喝，體重的增加是會非常驚人的！

例如：我曾經諮詢過一位十八歲，七十八公斤的胖妹妹，由媽媽帶來營養門診。媽媽說妹妹從小就比一般孩子大一號（家人也都是大塊頭），一直以為是遺傳的肥胖體質，所以也沒有積極想要幫她減肥。可是長大了，懂得愛漂亮，才想要來做個諮詢了解……雖然作了諮詢，後來卻因故無法馬上開始減重計畫。等到三年後我再見到胖妹妹時，她的體重已經破百了！短短三年，她足足又多了二十多公斤的可觀體重。

這就是「肥胖體質」可怕的地方，你不去管控它，任體重繼續發展的結果，只會越來越糟糕！

相反的，如果你積極管理自己的體重，就算一個月只瘦個兩公斤，一年也能瘦下二十四公斤，一旦瘦到理想體重，循環代謝會正常起來，那麼要維持一個健康的體態，就容易多了！

所以，我的案例中，還是有許多「肥胖體質」的瘦子啊！

誰說「肥胖體質」就得注定一輩子肥胖呢！

迷思11 小時候胖不是胖，長大自然就會瘦？

人是一種習慣性的生物，如果可以選擇或是可以透過努力，我建議你應該讓你的寶貝孩子，從小就要習慣健康的飲食方式和維持理想的體重。可千萬不要讓他從小就「習慣肥胖」，甚至天眞到以為「小時候胖不是胖，長大自然就會瘦」。

因為根據我多年來的經驗：大部分小時候胖的孩子，長大後都會更胖

——甚至King size（破百公斤的大體重）都是由小胖子開始的。

從小就肥胖的小孩，會發生哪些身體上的危機呢？

1.容易提早得到糖尿病或是心臟血管方面的慢性疾病

2.容易致癌

3.容易在很年輕時就發生急性猝死現象

4.因爲外表失去自信，容易變成「自閉宅男／宅女」，失去一般人正常的交際生活

5.很容易變成體重突破一百公斤的大體重肥胖者

6.容易不孕

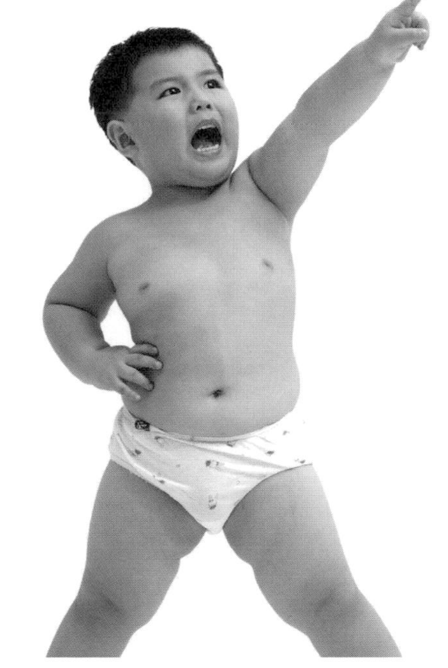

↑小時候的肥胖若不加以控制，長大會更胖！

知道以上這些肥胖兒童的危機，你還想冒險等你的寶貝孩子，長大自己瘦下來嗎？

迷思12 運動減肥超有效？

通常我不會建議減重學員一開始就光靠運動減重——因爲，肥胖者通常心臟血管所要承受的壓力都很大，通常「有心血管疾病的人」爬樓梯或爬山時也要小心，心臟對氧氣的需求會增加。若一下子氧氣不夠時，可能導致心肌梗塞，如果沒有及時送醫救治，甚至可能猝死。

更何況體重超重的肥胖者，膝蓋關節需要負擔的重量，是一般人的數倍之多——若是光想要拚了老命靠運動減肥，可能在還沒瘦下來之前，關節就已經不堪毀損，要先進醫院求救治療了！

簡單說，肥胖者「暫時」沒有做激烈運動的條件和資格，至少要先用營養飲食減掉十幾二十公斤的負擔，才可以「要怎麼動，都不怕」！（很重要的觀念喔！）

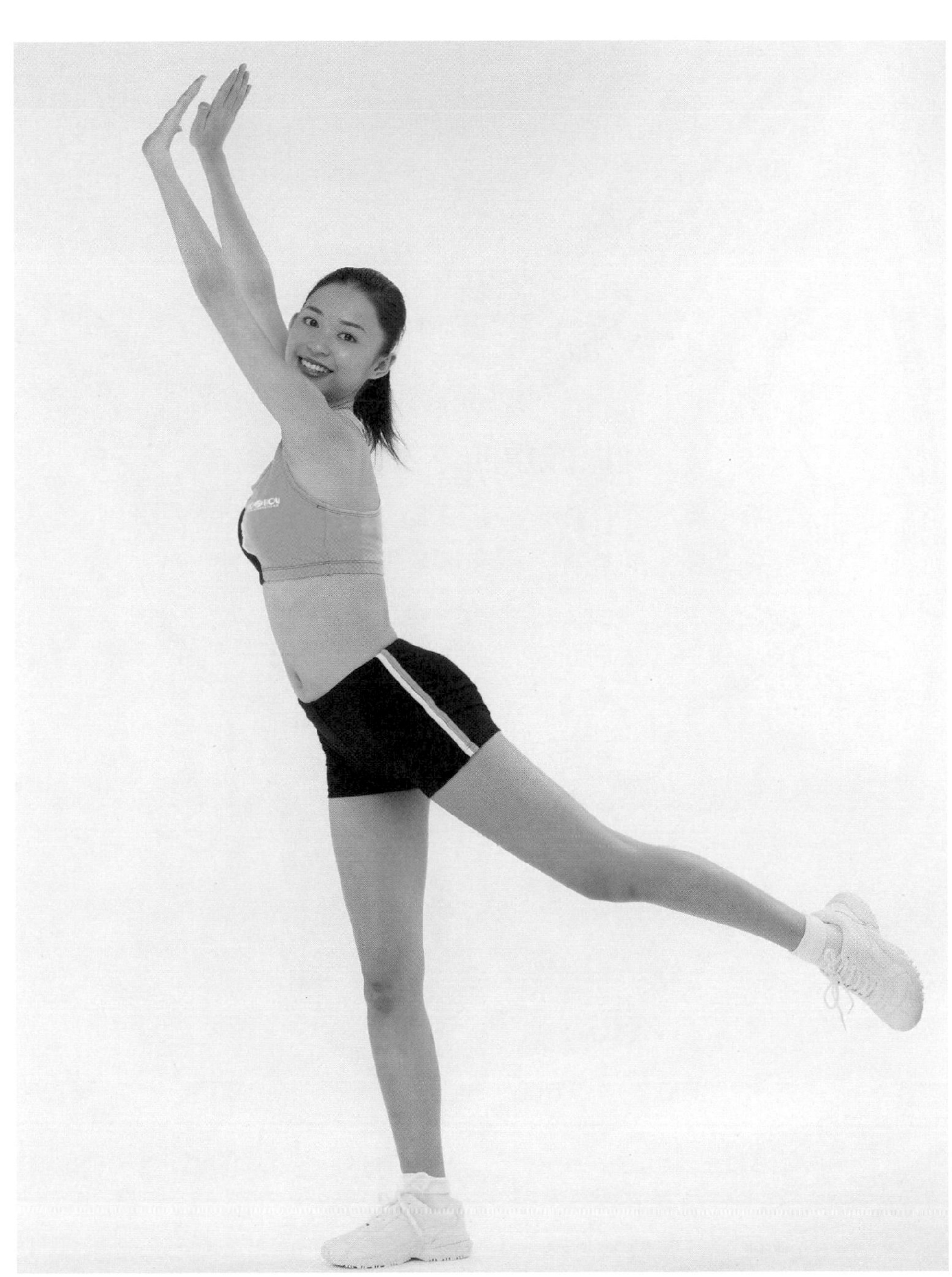

↑我們需要先讓身體「有資格運動」，才可以要「怎麼動都不怕」！

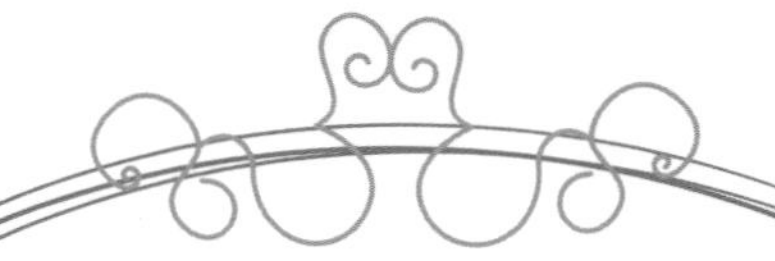

健康減重四不＆四要

不吃藥，不打針，不算熱量，不刻意運動！
要正餐，要營養，要有專業，要進入維持！

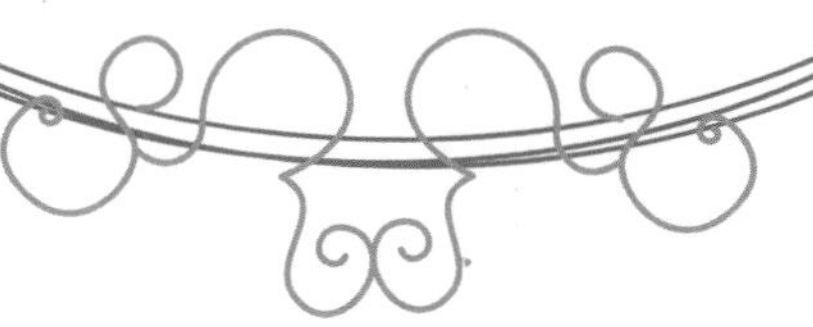

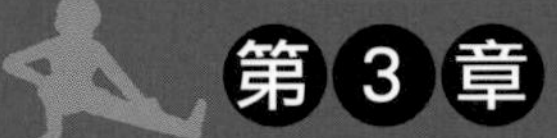

第3章 我和我的胖美人們

在我眼中，每個都是未來的大美女。
心若改變，你的態度跟著改變；
態度改變，你的習慣跟著改變；
習慣改變，你的人生開始改變。

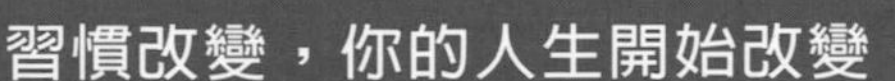

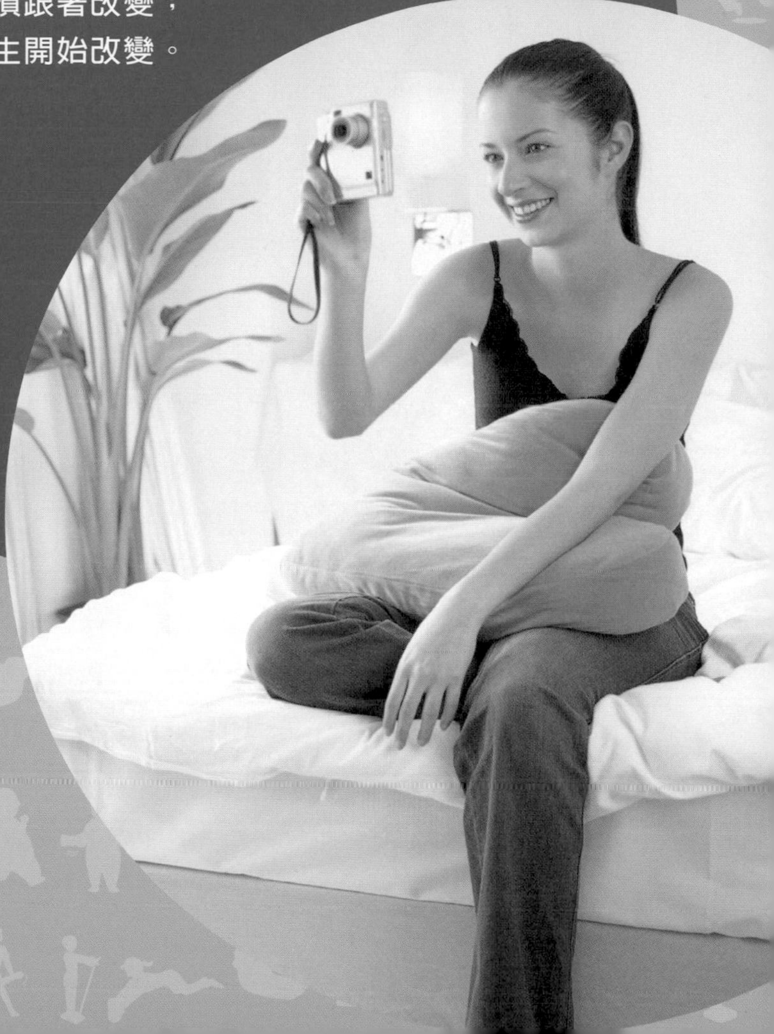

我和我的胖美人們

1 馬靴奶奶：70歲也要美美的

不管幾歲的女人，心中永遠住著個小女人

如果沒有遇到馬靴奶奶，我會一直以爲70歲的奶奶，就該有很多皺紋、很多白髮；就該面容慈祥，忙忙公益，對外表的要求不會太高，對走樣的身材只能深表無奈；對歲月的軌跡，只能默默承受。

哪知？馬靴奶奶徹底顛覆我對年齡的認知：

她70歲，158cm、55kg、體脂率26%

她70歲，穿歐洲名牌、吃日本料理

她70歲，皮膚白皙、飽滿、頭髮烏黑、亮麗

她70歲，愛熱鬧、愛旅遊、愛party、更愛漂亮

她70歲，卻從來不肯放棄對身材的要求

SO，透過醫師的介紹，她找上了我。一開始的評估，我直接告訴她：

「奶奶，你很標準了呀！再瘦的空間不大囉！」馬靴奶奶是158cm、55kg、體脂率26%、中型骨架。

「可是林醫師說妳可以幫我。」

「以妳的年齡，還有妳的血液常規指數，應該不用減了！」

「營養師！我就是覺得還不行，才來找你，要不然，我只好去吃減肥藥喔……」嘿！居然來這招威脅我——Patient都知道我不贊成濫用藥物減肥。加上後面還有其它case在等，看來是她不會輕言放棄。

「那妳覺得哪裡不滿意？」

這奶奶見我有反應，馬上開始描述：「我的下半身太肥，褲子已經比

以前大1號，還有手臂太粗，穿襯衫不好看！肚子最好能再小一點——營養師妳體重不到43喔？」我可愛的奶奶！居然把我當成範例假想敵。

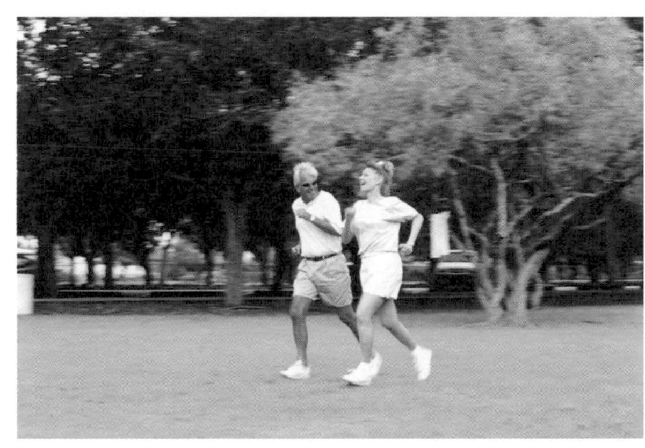

↑即使上了年紀，發福肥胖未必是必然。

「奶奶！我小骨架，有45啦！」

「那我起碼要減5公斤。」

「3公斤就可以了！」

「5公斤差不多——我冬天還會胖一點。」

她對自己的身材要求，完全不肯讓步！來日方長，減減看吧！反正用飲食計畫很安全。我開始幫她設計飲食計畫，說明吃法，注意事項。她眼神集中，專心注意；像個用功的小學生。

我突然有種莫名的感動，奶奶雖然已有70歲的年齡，卻難得保有50歲的外表，但是更重要的是：她有一顆20歲的小女孩心情，難怪她擁有這樣健康活力的神采，難怪她願意花精神修飾自己不滿意的地方，難怪爲了幾公斤要和我周旋許久……。

她健康、她美麗、她值得！

我們多少人空有著30歲的年紀，心靈卻早已邁入70歲的老態龍鍾。還好當初我沒拒絕她，否則她一定很傷心。

一個月過後，奶奶「穿著深藍底白條襯衫，馬褲和長統馬靴」，滿臉笑容回來找我——馬靴奶奶因此得名。

「營養師！50公斤到了，早上空腹還49.6ㄟ！」

「嗯！很滿意了吧？」

「是不錯啦！可是我覺得我的臉可以再瘦一點。不過，嘿嘿，不急啦……」聽到這裡，我右臉上方出現如漫畫般的三條黑線。

營養師的指南針

很多人都以為，一旦上了年紀，發福肥胖是必然。所以，常常疏於注意自己的體重控制。等到開始覺得呼吸不順，或是出現新陳代謝問題，才驚覺肥胖問題嚴重，往往已經累積一、二十公斤的體重。

其實，不管是任何年齡或任何階段，維持一個健康標準的理想體重都是必需的。特別是當身體代謝功能已經開始要退步的中、老年階段，體重過重所衍生的肥胖慢性病問題，會較年輕人的肥胖要來得複雜危險的多。所以，不管是你自己還是長輩的體重問題，該處理的時候千萬不要遲疑，否則繼續拖拉下去，因肥胖所衍生急症或是慢性病是很令人憂心的！

2 營養師！你真是我的知音！

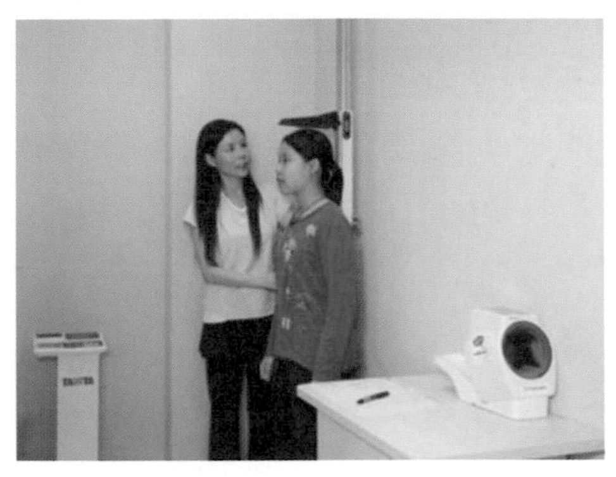

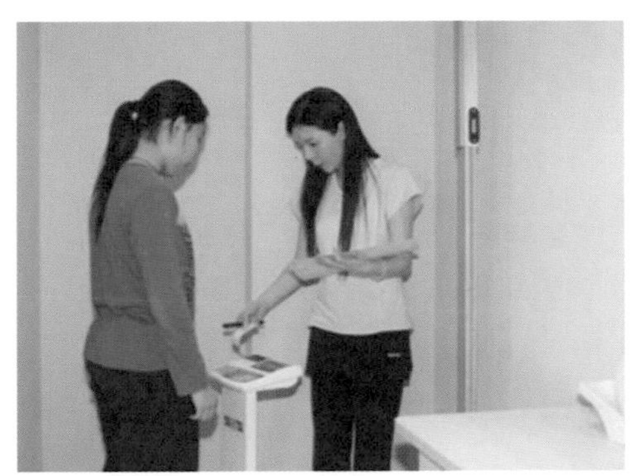

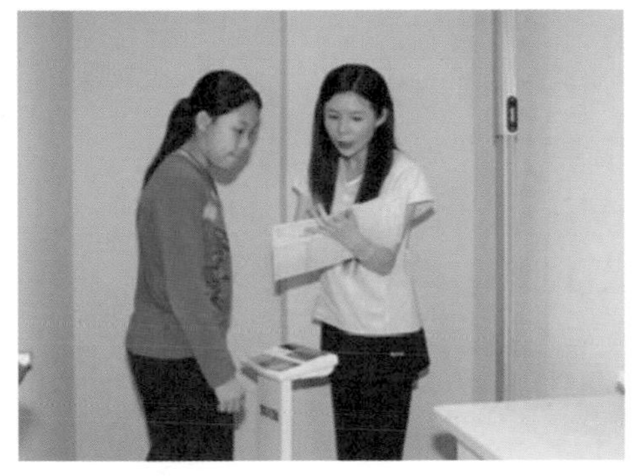

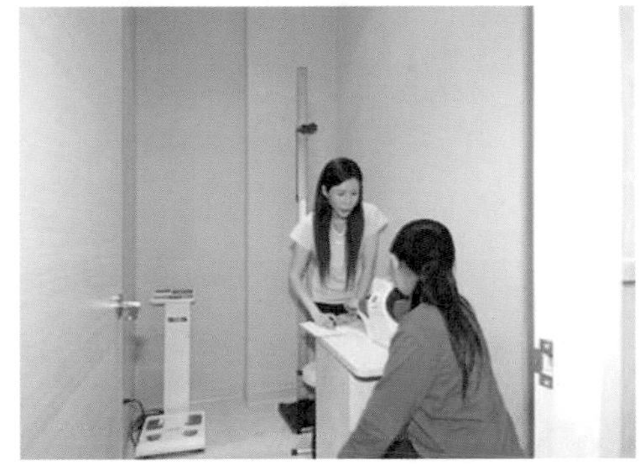

↑身體檢測。

每年寒、暑假常會有許多愛子心切的媽媽帶著她們的大寶貝來找我——少則要減10來公斤多則20～30公斤以上。

一如往例，幾天前亮亮（化名）和古媽媽來找我減重諮詢。

亮亮從小就是個圓圓胖胖的小胖妹。而古媽媽是個愛子入心坎的好媽媽。18歲的亮亮一如其名——五官非常出色漂亮，典型的美人胚子～即便現時在我面前的是76kg／160cm的大size亮亮，臉蛋因爲脂肪而較不顯輪廓。但經驗多了，透過我的眼，我已經可以看的到幾個月後減掉28公斤後的48公斤亮亮——沒錯！就是個正妹！

如同一般的媽媽，古媽媽細數寶貝的成長經歷和「驚人食量」想要嚇嚇我！可是媽媽不知在下我號稱「萬人斬營養師」——**斬肥除油的經驗多到9天9夜講不完**。

聽完苦主陳述，我誠懇的告訴古媽媽：

「媽媽，你不用責怪亮亮，亮亮會亂吃，食量驚人，至少有兩個原因。一個是生理問題，肥胖的人往往得不到正確的營養而導致血糖不穩。血糖一旦不穩就會有飢餓恐慌的感覺，反而會更無法控制食慾；另外一個心理層面的問題是；反正今天少吃一餐也瘦不到哪裡去，多吃一些也不會馬上胖上去。減肥？唉！減肥永遠有明天啦！一天拖過一天，沒想到有時一不留意往往就突然上去個3、5公斤，惡性循環反而越減越肥，對吧？」

只見亮亮一聽完我的話，突然眼睛一亮，轉頭對古媽媽說：

「ㄟ！妳看！我昨天才跟你說哩！」她的表情好像遇到知音又充滿疑惑——這瘦皮猴營養師怎可能會知道我的心聲ㄉㄟ？

我想告訴亮亮：「萬人斬油營養師正是在下敝人我。」

PS：亮亮開始進行減重計畫76.1kg（43.5%）

截稿至今體重58.8kg（29.3%）

減重4個多月，共減了17.3公斤，未來目標48公斤（體脂22%以下）

我告訴亮亮：「每一星期有0.5kg就很好了！不用減太快！」

亮亮說：「可是眞的不餓啊！」這是以前「食量驚人」的亮亮說的……

3 皇帝還是會死　肥胖還得繼續

少吃？多動？減肥其實不是呼口號！

想必你一定有印象，看古裝連續劇時，常看到一堆朝臣，對著上位皇帝俯首同呼「吾皇萬歲！萬歲！萬萬歲！」——可是不要說一萬歲，歷代皇帝連個活過百歲的鬼影子都沒有。

另外，四、五年級生一定有的共同記憶，小時後的朝會每每總要呼呼口號——「三民主義統一中國，中華民國萬歲！」事實上，大家心底都有數——喊喊罷了！由此可見，所謂呼口號者，口惠實不至也。

話說回我的減重老本行。

幾個星期前和子璇媽媽在諮詢時聊到（母女倆在營養門診都各瘦了12公斤和8公斤不只，已近理想體重／體脂肪）她最近帶子璇去爬山。

她告訴我，以前和子璇（最胖12歲時有60kg、154cm）想靠自己的毅力減肥……。

最常聽到的風涼話就是「減肥！簡單啦！少吃多動就瘦了啦！」（不過，奇怪，說的人往往都不瘦ㄋㄟ？）不過，爲了要瘦，還是姑且一試吧！

因為小孩控制不了「吃」那就只好「多動」吧！

興沖沖帶子璇去走路，哪知，沒走幾步路，子璇乾脆就賴在路邊哭起來了！「因爲胖的人運動起來很累很喘，膝蓋很痛ㄋㄟ，難怪減肥很難，方法不對，道聽塗說法一堆，靠口號就減得下來，才怪哩！」了璇媽媽說。

原來要先瘦才會「少吃」

不過，自從來營養門診後，每兩、三天體重／體脂肪就掉一點，方法一對就什麼都順了！現在有時晚餐要子璇再多吃點，她都會回我「媽！我就眞的飽了啊！」媽媽還以爲聽錯了，減重以前她是吃不飽的ㄟ！

至於「多動」——現在瘦下來的子璇和我一起去爬大坑的山坡，沒兩步，她腳程已經可以快到一溜煙兒人就不見了，害我得在後面喊「ㄟ！等等你媽啦！」想想以前子璇是坐在路邊哭著死賴不走哩！

原來也要先瘦才有辦法「多動」是也。

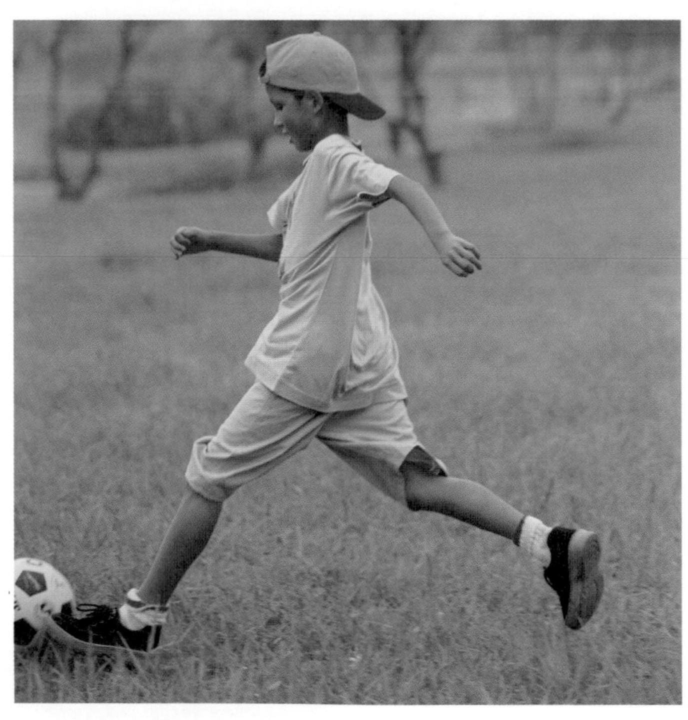

何同學153cm減重前後對照圖

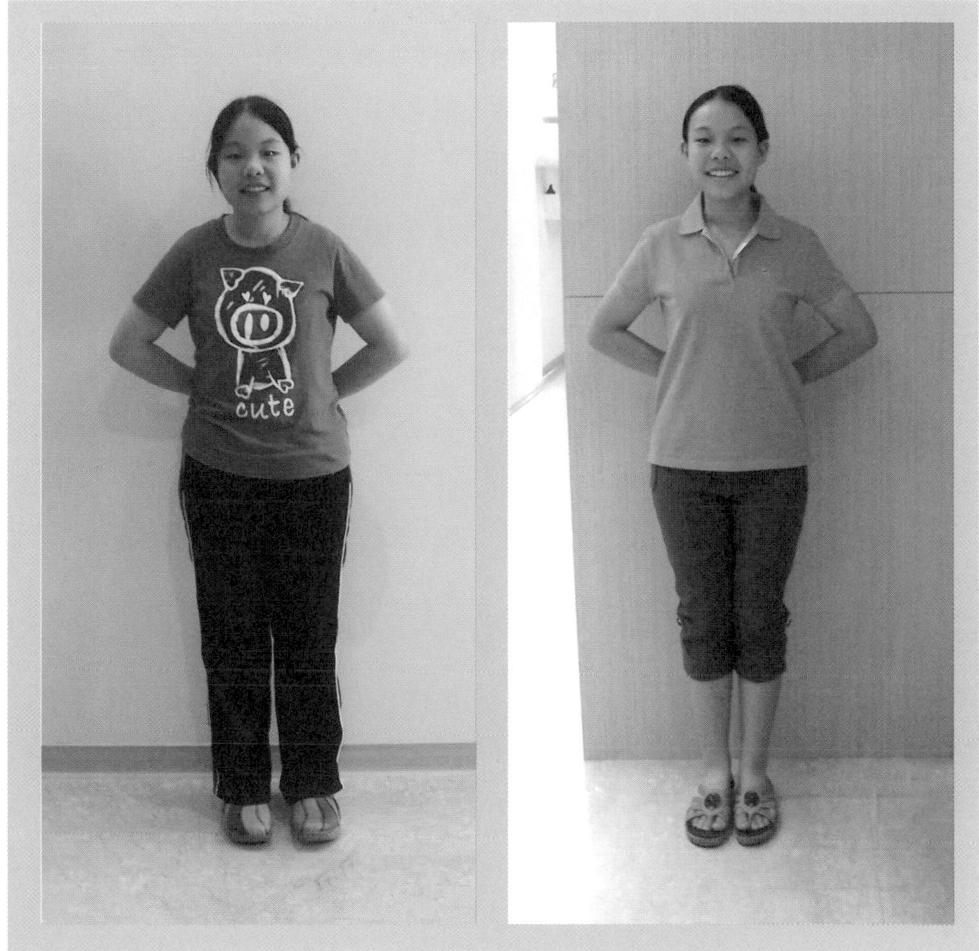

體　重：57.5kg
體脂率：34.0%

體　重：45.5kg
體脂率：19.1%

共減去：體重：12.0kg　　**體脂率**：14.9%

如果家有肥胖兒，請在發胖的關鍵年紀（10歲左右）給他關鍵的減重協助。
＊本文所用案例皆為作者輔導之真實個案

4 戀愛就在瘦身後

這樣的好事常常會在我身邊發生，當胖美人的體脂率下降到24％—20％時，我們會首先發現，她們的髮型、穿著開始慢慢演變，不僅變美，變柔和；笑容裡更有隱約的自信光采。

接著突然會有一陣子的滿面春風，然後，未婚的往往很快就有好消息了！聽起來戲劇化，實則歷歷在目。

我樂於相信是「自信心」改變一個人和他人的相處方式，以及對待自己的外表態度——由懊惱變爲欣賞；由不敢奢望到勇於掌握！以下就是我的一個代表案例：

晴玉是個優秀的華裔英語教師，芳齡29，在澳洲Ausee學成回國後，任職中部一所私立雙語小學。

她個性開朗隨和，臉蛋甜美可人；唯獨因爲從小在澳洲長大，嗜吃甜食的飲食習慣造就了她高達85公斤的豐滿體態。

這種size在國外可能不足爲奇，但在台灣，85公斤的體重樣貌，對一個正值適婚年齡的女孩而言，在有形無形中，在與異性相處上，往往會被刻意忽略性別，當然，也顯少有人會尋問她的交友狀況。連三姑六婆都只會禮貌性稱讚她乖巧懂事、能力很好、聰明優秀……而老是忘了她已經快到30拉警報的年紀！同年齡的同學好友，即使未婚也已經在情場上身經百戰，酸甜遍嚐。

「我是很愛美食沒錯！可是這輩子應該不只來吃吃喝喝而已吧？當然也要談戀愛呀！」第一次見面，我對她的坦率直接印象深刻——到底是在國外長大的孩子。

「但是，我眞得該好好減肥了！」眼神中透露出的是經常被否定的不安。

「營養師，你覺得我減得下來嗎？」158公分的身高，少說也要減個30公斤，體脂率也應該低於24%。

「我會盡力幫妳，妳也要下點決心，順著我的營養規劃走。一段時間後，一定會有你滿意的成果出現！」

以我多年的經驗評估，晴玉雖然體重超重頗多，但依各項初步指數顯示，健康狀況尚佳，只要有動力（想談戀愛會是個不錯的動力來源），健康瘦下來的機會應該很大。

加上本人在下我生性雞婆，最樂於扮演關鍵角色——我有自信，她的人生會從減重開始，進入一個不一樣的境地，而且是漸入佳境！

減重30公斤，預計6～8個月。乍看似乎有些漫長而且難度頗高，但是，減重有個弔詭的地方——只要是正確的方法，時間到體重就到！

類似這等體重的case，經驗多了，就很樂於陪她們走這一遭，這關鍵的一遭——希望她的人生豐富度，眞的會就此不同！

然後你知道結果如何嗎？

晴玉6月減重開始，她將所有的生活重心先放在減重上，但依然正常上下班。每隔3天一定在營養門診和我見面。稱量體重／體脂肪，進行減重課程，更換飲食計劃。於是乎體重／體脂肪就這麼隨著日子逐漸往下遞減，直到同年12月已近理想體重56.3公斤，共減了28.7公斤。

這時的晴玉，只需稍加妝扮，身型勻稱，眞是窈窕動人也。

更另人跌破眼鏡的是，隔月（　月）被安排相親——媒人還是自己的母姨。五月訂婚、六月結婚，夫婿是個年輕優秀的銀行經理。接到喜餅

邱小姐160cm減重前後對照圖

Before　　　　After

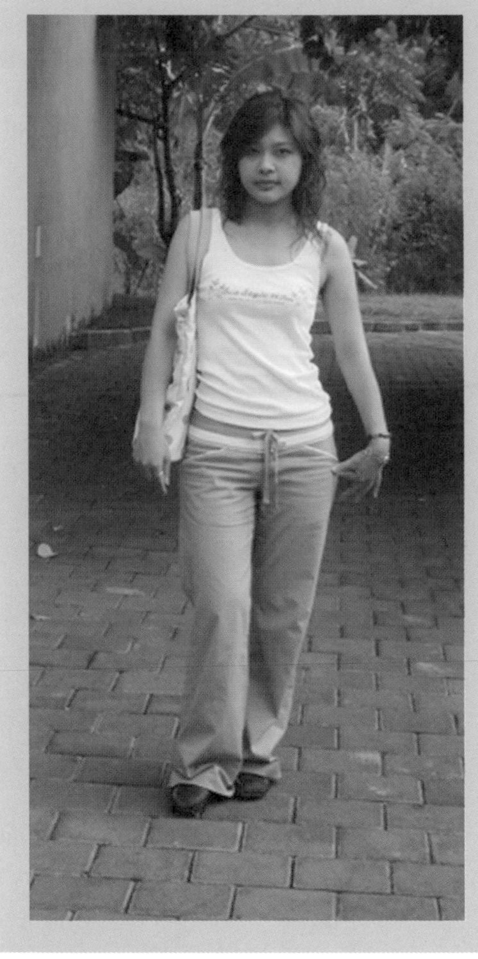

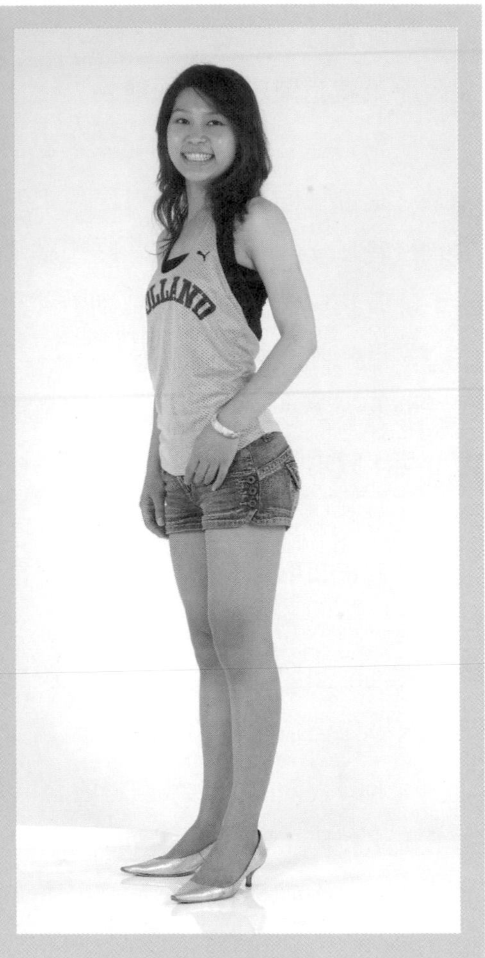

體　重：53.0kg
體脂率：23.2%

體　重：47.4kg
體脂率：19.8%

共減去：體重：5.6kg　　體脂率：3.4%

「瘦下來的人」會「習慣」別人不斷稱讚她年輕漂亮。

＊本文所用案例皆為作者輔導之真實個案

時，我其實有點驚訝——「小姐，妳的效率未免也太好了吧？」

她的開朗自信光采讓人無法聯想，她是一年前在我面前，那個有著不安受傷眼神的胖胖女孩，也再一次眞實驗證。找回「自信希望」的最好捷徑，原來就是健康減重成功！

5 我想看到我的小孩長大成人

你曾想過嗎？用心維持理想體重，其實也是愛家人的一種行動表示！

數個月前，來了一位38歲，77公斤／身高160公分的媽媽。她是某大醫院的優秀護理人員。她很清楚知道自己身體的問題，肥胖～讓她走起路來會喘，腰酸背痛，77公斤的體重，45%的體脂肪率，年年都在持續在增加中。

而且自己的膝蓋也開始有點承受不住身體的重量了！再不減肥，或者用錯方法減肥，她覺得只需再一小段時間，身體就必定會「慘遭不幸」！（這是她的用語，不愧是醫療從業人員，一針見血，不想「鴕鳥」）

因爲她在醫院中看多了！經由院內一位新陳代謝科醫師的轉介，她決定要來見我一面。

一如往例，做完體組成儀器檢測，主訴自覺症狀，血液常規生化報告參考。我分析她的肥胖原因後，幫她設計減重飲食並建議加強腹部循環的課程。

聽完我對她的減重規劃後。她信心滿滿的要求要馬上開始減。並且突然冒出一句：**「營養師，你知道爲什麼我要馬上減重嗎？因爲我很愛我的3個小孩，我希望自己能健健康康看他們長大成人，不要因爲生病而拖累**

他們。如果我再不減重，或是一天拖過一天，這個希望一定達不到。因爲我很有可能在他們長大前就病倒了！所以我一定要馬上執行我的健康減重計劃。用一段時間和一些花費來換一輩子的健康，我覺得一定很值得！」

很令人感動的媽媽，母愛就是她減重的動力來源。

如同我常告訴我的父母：「感謝你們都很健康，也請你們一定要繼續健康下去。因爲你們的健康就是我們爲人子女最大的福報！」

現在，這個媽媽，在經過了4個多月之後，她已經減下18公斤，再幾公斤就達成目標了。而現在的她，健康／漂亮／有自信，彷彿年輕了十幾歲。

前幾天她告訴我，她終於能體會我當初告訴她的話——**開始減就開始瘦。一個月3～4公斤，時間到，理想體重就到；如果只是內心想減，卻一直沒行動，體重是只會增加不會減少的**。

除了令人感動，我覺得她還是個聰明理智的媽媽。眞的，用心維持理想體重，也是愛家人的一種行動表示！

6 早開始早回頭（兒童肥胖代表案例）

宜秀是我的第一個肥胖兒童案例。十二年前的胖瘦對比照片總是靜靜歸檔，放在我書桌抽屜裡的某個角落；但是宜秀的減重過程卻恍若昨日，常常在不特定的時候，跳出我記憶的框架，鮮活歷歷。

當年宜秀只有小學五年級，五十三公斤的體重，一百三十八公分的身高，讓她在那年代的小學班上顯得凸出又突兀——在那個小胖子還不多的年代。因爲阿公阿嬤的專寵（家族中唯一的女孫）凡好吃好用一定先宜秀一人獨享不可，甚至從早吃到晚也是常有的事。

阿公阿嬤一直這樣認爲「能吃就是福」，所以從一出生到小學階段，宜秀總是同年齡小孩中最有份量的一個。相較於哥哥弟弟們的扁平瘦小，宜秀圓圓胖胖的臉蛋，總是讓長輩一見她就想捏她一把，「胖得很可愛」是宜秀給長輩們很大的安慰。可是這樣的安慰卻在某天上學的早上給了宜秀媽媽很大的警覺與不安。

只是上三樓拿個作業本子再下來，五年級的宜秀居然上氣不接下氣到臉色鐵青發白，呼吸急促。媽媽這才驚覺，「肥胖」已經對宜秀的身體造成不小的負擔，這在其他小孩身上是不曾出現過的狀況，如果任由她繼續肥胖下去，那後果一定很難想像。這就是我會和宜秀見面的前因。

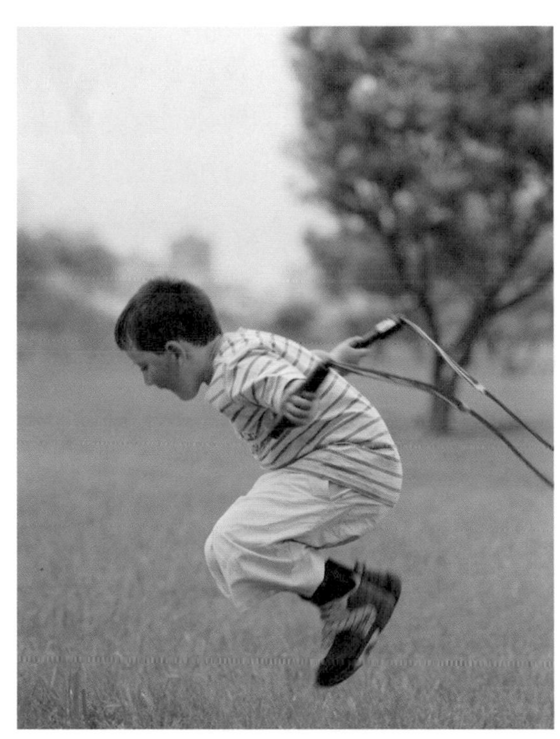

在了解宜秀肥胖的來龍去脈後，我告訴媽媽，宜秀還在似懂非懂的年紀，所有的飲食習慣還是聽由家人的安排。所以家人在宜秀減肥這段時間需要一起來協助配合。特別是阿公阿嬤，千萬不可開倒車，唱反調，「愛她就不要害她」，這樣宜秀才能健健康康地瘦下來，平平安安長大！

宜秀的媽媽非常有智慧，她知道我要傳達的重點，所以一回家馬上舉行家庭會議，希望全家一起來幫助宜秀克服肥胖，特別是希望阿公阿嬤只要做到不隨便「餵食」，就是幫大忙了！其他包括營養午餐，晚餐，甚至偶爾需要的家庭聚餐外食，都在營養計劃以內，就沒什麼大問題了！

一如計劃，剛開始阿公阿嬤也挺聽話配合的，全權交由宜秀的媽媽去安排宜秀的大小三餐。宜秀也非常爭氣，營養門診的建議飲食她總是吃得津津有味；糖果餅乾、飲料汽水說不吃就不吃；該量體重該換食譜她一定準時依約前來，從不缺席。

這般的認眞態度，當然在體重上很快就有了理想的回報——宜秀在短短兩個多月的時間內就減下了五、六公斤的多餘體重，身高還長高了兩公分。全家大小都覺得很替宜秀高興，連哥哥弟弟都說「宜秀變漂亮了！」

只是，那對寶貝的阿公阿嬤終於有一天忍不住了！他們要宜秀的媽媽偷偷問我「宜秀眞的不會餓嗎？」「可不可以不要減得太瘦？」「減太瘦就不可愛了ㄉㄟ！」唉！妳們知道什麼叫做「阿公阿嬤仔」了吧？

7 Model（完美族代表案例）

郁書是個廣告模特兒model。瘦下來（8kg）的郁書是個讓人一見難忘的陽光漂亮女孩！

身高160cm，體重42kg，體脂率17%。全身肌肉線條緊實漂亮，沒有一絲贅肉。隨便打扮起來就星味十足，高雅亮眼。是那種會讓你乍看後，會想要揉揉眼睛，再一次定睛看仔細的女孩。

可能你會覺得這形容有點兒誇張。沒錯！我就是必須經常向看到郁書後，露出驚訝讚嘆眼神的人解釋，「爲什麼有人可以瘦得如此漂亮？」、「爲什麼可以允許她要比一般人來得更纖瘦一點，更誇張一點兒？」

因爲她的工作是必須經常性上媒體或是拍廣告，影像傳輸非常容易有視覺膨脹效果。以一般人的身材標準，如果一上鏡頭，一不小心就會出現「肉肉感」。

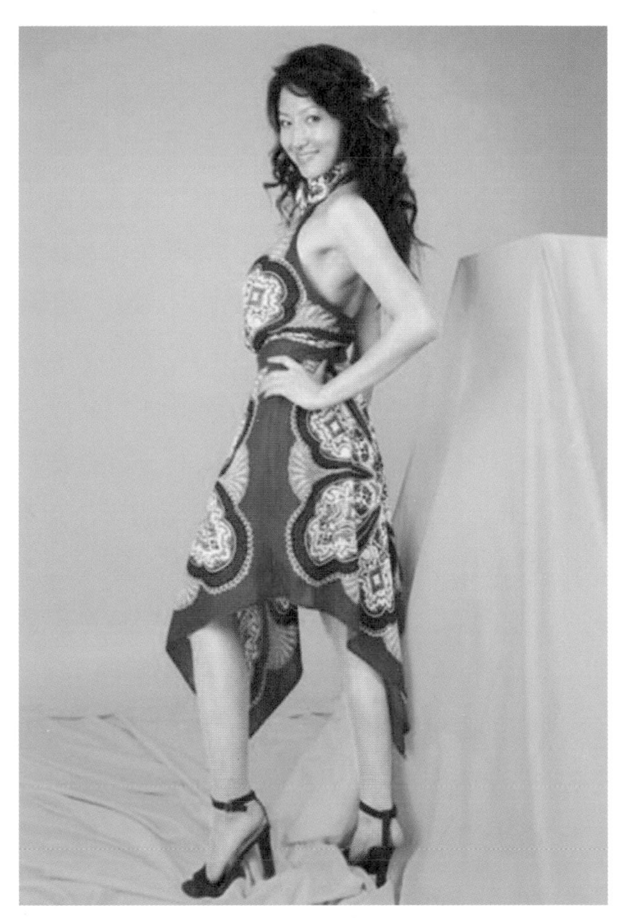
↑因為她要，所以她能得到！

所以上媒體鏡頭想要有漂亮地呈現，就得比一般人「誇張漂亮」一點！可是，瘦的人不一定會擁有漂亮緊實的線條，這一點就是當初執行減重計畫時我們討論的重點——除了瘦，還得有漂亮的腰身和肌肉線條；否則如果只是瘦成呆板無味的皮包骨架子，就完全沒有美感可言了！

經過明確的溝通之後，我幫她設計了短期的密集課程——「高單位的營養計畫加上曲線雕塑課程」。藉由二至三個月的專業減重計畫，徹底改變她的身材線條。

或許是職業需求的驅使力，也或許是與生俱來的執著個性——目標一旦設定好，郁書就是一個「拼」字——每天一定準時找我報到，該進行療程就進行療程，該補充營養就補充營養，該準時就寢就一定上床。這樣的密集減重流程不到一個月，奇蹟就在她身上發生了。

原本略微「肉感」的身材，開始匀稱纖細起來；原本需要濃妝的臉蛋，也開始變得高雅柔和。這時的她才只掉了大約四、五公斤的體重——整個人卻完全煥然一新，令人讚嘆！

兩個月過後，160cm，42kg的model身材，讓人一見難忘得漂亮陽光女孩就此誕生：親朋好友都覺得驚訝，怎可能短短兩個多月，一個人的身形會有如此大的變化？——因爲郁書原本就不胖啊！

「抽脂嗎？」（不可能！如此緊實漂亮的身體線條像是渾然天成的）

「生病嗎？」（完全不像！因爲郁書隨時都精力過人，容光煥發）

瘦身成功至今已經一年多了，除了忙碌的通告活動，她依舊保持在最完美理想的狀態，而且樂此不疲。

我只能說：「因爲她要，所以她能得到！」

8 個性決定命運：「她」值得她瘦下來

該怎麼形容志芳呢？一個這麼有特色的摩登女子。

這樣說吧！如果別人的個性幾乎都像漸層柔和的粉彩；那麼志芳的個性絕對是飽和閃爍的亮彩。她的處事節奏明快果斷，非常能夠掌握事情的重點，是個典型的現代女性。

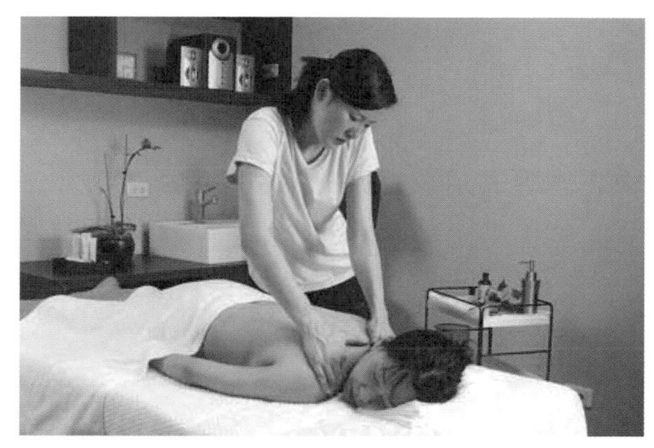
↑該做的輔助療程，每堂都不缺席。

然而，很可愛的是，她又同時擁有女性愛漂亮、愛打扮的溫柔嬌媚特質。先生是知名綜合醫院的院長，婚姻幸福美滿，兒子們在美國的一流大學就讀——外人覺得志芳是個好命的現代女子，我卻認爲是她的個性決定了她人生的豐富精彩度。

就拿「瘦身減重」這件事來說，她一旦想做，就開始全力以赴，全心配合——不必要的應酬能少去就少去，該做的減重療程，一堂都不會缺少，該做的營養調整，她也一定聽從專業指導。

果然，一段時間後，瘦下八、九公斤後的志芳，臉蛋更加甜美，身材比例修長，勻稱漂亮，常常隨意一打扮就讓人讚嘆不已！名牌服飾在她身上，往往能夠表現出品牌的最大特色和優點。

很多朋友不解的問她：「到底是怎麼辦到的？」

先生也是打心底的支持和欣賞她，兒子們有個像姐姐的漂亮媽咪，也是得意到不行。

其實，透過自己的努力，我覺得這些都是她應得的——因爲，她實在值得她瘦下來！

9 死黨們驚嚇到跌成一堆

你可以想像一個曾經和你朝夕相處近四、五年的大學同學，突然在一段時間後完全判若兩人嗎？你可以想像你最好的手帕之交，在短短一年不見之後，突然縮水四十公斤嗎？

你可以想像一個人在減少了四十公斤體重後的外型變化有多大嗎？從被人戲稱的「恐龍妹」到令人驚艷的「辣妹」身材，就是那關鍵的四十公斤！

宜庭就像一般有兒童肥胖史的小孩一樣，從小就是外公外婆疼大的。一路從四、五十公斤到六、七十公斤，最後以九十六公斤／163cm的狀態和我碰面。

由於大體重的案例處理多了，所以我知道應該說哪些鼓勵的話，做哪些規劃，開哪種建議飲食。宜庭也很有配合的意願，因爲二十七歲的年齡，再不減也實在不行了！

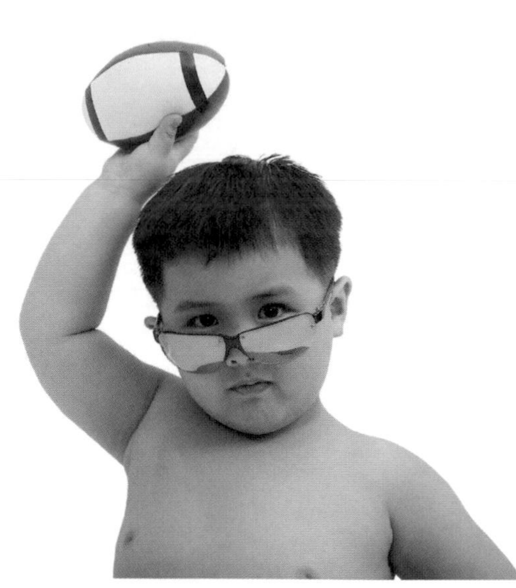
↑從小肥胖兒，更應該注意飲食。

可能由於飲食搭配療程的方法很適合她，宜庭的體重下降得非常順利，平均每個月都有三到四公斤的穩定成績。

就在體重突破六十以下，進入五字頭時，有天到課時，她突然笑嘻嘻的告訴我：「下個月有大學同學會，同學們至少都有一年沒見過面了！」

她希望我這個月幫她再多減個三、四公斤，目標體重五十六，整整共減掉四十公斤。

「想要嚇死人ㄛ？」我也覺得有趣！

「嘿嘿！對呀！」宜庭還是笑嘻嘻的。

果不然，事後宜庭告訴我，同學會那一天的情形。

一夥人就相約在火車站的入口，早來的人有的站、有的坐在欄杆上，當宜庭從這群死黨面前走過時，根本沒人有反應，更不用說會有人認出她來，等到她回頭再走一次，並且突然對著他們「喂！」了一聲。宜庭的聲音並沒有改變，是大家熟悉已久的聲音。大傢伙兒立即像活見鬼一樣，驚嚇到跌坐成一堆——「怎麼可能？陳宜庭？」

可以想像九十六公斤的人突然少了四十公斤後的模樣，脫水壓縮也沒那麼驚人吧！

大家的嘴巴，因爲過度驚訝都幾乎合不上來，眼睛瞪得超大，看宜庭就像看外星人一樣，同學會幾乎成了「瘦身減重討論大會」，大家一致討論的心得就是：

「宜庭的營養師一定具有某種神力。」

「連陳宜庭都可以瘦下來，世界上就不該有胖子！」

「嗯！眞的很有成就感！」宜庭這麼告訴我。

10 拜託！她不是我姐，是我媽啦！（重返年輕代表案例）

「救命呦！多了兩公斤啦！」一見面，Kitty就迫不急待告訴我她多了兩公斤。

「不要緊張，才兩公斤而已！」我覺得不是什麼大問題。

「可是你看，這裡一坨，這裡也多一坨ㄟ。」她邊說邊捏自己腰腹的贅肉，要我「正視」她問題的嚴重程度。

可愛好笑吧？這就是由胖到瘦的人常常會表演的有趣情節。雖然你可能會覺得有點誇張，可是這確實是「瘦下來的人」共同的心。

「瘦下來的人」——會習慣身體很輕鬆、很舒服

「瘦下來的人」——會習慣穿衣服很好穿、很好看

「瘦下來的人」——會習慣別人不斷稱讚她年輕漂亮

「瘦下來的人」——會習慣多一、兩公斤就要「馬上」瘦下來

「瘦下來的人」——會習慣遠離「肥胖」的日子，還真是好！

人是一種習慣的動物，一旦她習慣「肥胖」，妥協「肥胖」，也就只能無可奈何地勉強接受——習慣身體不舒服、習慣腰酸背痛、習慣穿衣服很難穿、習慣身體鬆鬆垮垮、習慣不再年輕漂亮、習慣體重逐年上升……但是，一旦有機會讓她「瘦下來」，她就會像大夢初醒般，「重新復活」起來！

Kitty就是這樣的！以前圓圓胖胖時整天東晃西晃，好像也不覺得有危機感。瘦下八公斤後，居然連多個一、兩公斤都不舒服——身體不舒服，心裡更是不舒服——因為她已經習慣輕鬆漂亮，美麗輕盈的日子很久了！

或許是由於先天膚質很好，瘦下來的她，看起來居然只有三十出頭歲的年齡（實際上已經四十八歲了）！唯一覺得困擾的是她那二十歲的帥哥兒子，每當有人問起「漂亮姐姐」時，就得不厭其煩的向旁人解釋：「拜託！她不是我姐，她是我媽啦！」

朱小姐158cm減重前後對照圖

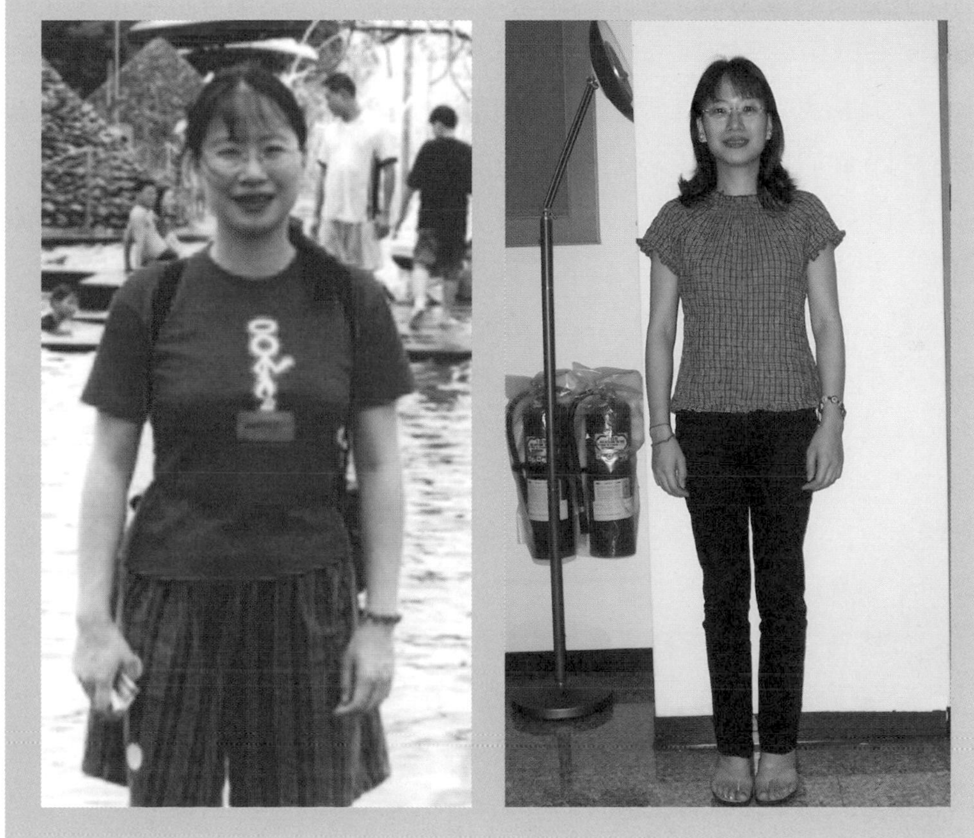

體　重：55.3kg
體脂率：27%

體　重：45.0kg
體脂率：20.4%

共減去：**體重**：10.3kg　　**體脂率**：6.6%

「瘦下來的人」——會習慣多一、兩公斤就要「馬上」瘦下來。

＊本文所用案例皆為作者輔導之真實個案

11 消失的馬鞍袋（局部肥胖代表案例）

凡是女性都知道，女性的體型可大分兩種——俗稱「圓身」和「扁身」。

一旦超重五公斤以上，就可以明顯看出，「圓身」的人肥肚子，「扁身」的人胖屁股。這是先天骨架子的差異性所造成的不同結果。

如果不變胖，「圓身」和「扁身」的體型差異性或許不是非常明顯，可是一旦發胖了，變腫了，就各自有各自「困擾難看」的部位產生了！

見到若梅時，她身穿連身長裙，遮住大半個下半身。168公分的身高，搭配深邃的臉部輪廓，白皙的皮膚。雖然已經四十歲，卻依舊看得出來是個時髦的漂亮小姐。

她一開口就是：「我要減肥！我需要怎麼配合？」很勇敢很乾脆就直接表達出她的訴求。她覺得自己已經胖很久了（一、二十年）。嚴格說來，好像還沒眞正瘦下來過。

雖然先生從來沒有嫌棄過她的身材，但是淺意識裡她就是不甘心——「我有這麼修長的身高，怎麼可以讓它胖胖的過一輩子啊！」

多出來的十幾公斤，和因爲「扁身」所表現出來的大屁股身材，讓她只能穿著長裙來遮掩有份量的下半身。

「唉！明明愛穿的是俐落的長褲套裝，卻打死也不敢穿。一穿就覺得大家都在看我的大屁股。」

「愛漂亮的女生一但身材變胖了，第一個打敗自己的人就是自己！」、「連穿衣服都穿不出自己的個性和特色，每天都很鬱卒的哩！」所以，她抱定決心非減不可，我們才有了見面的機會。

盧小姐168cm減重前後對照圖

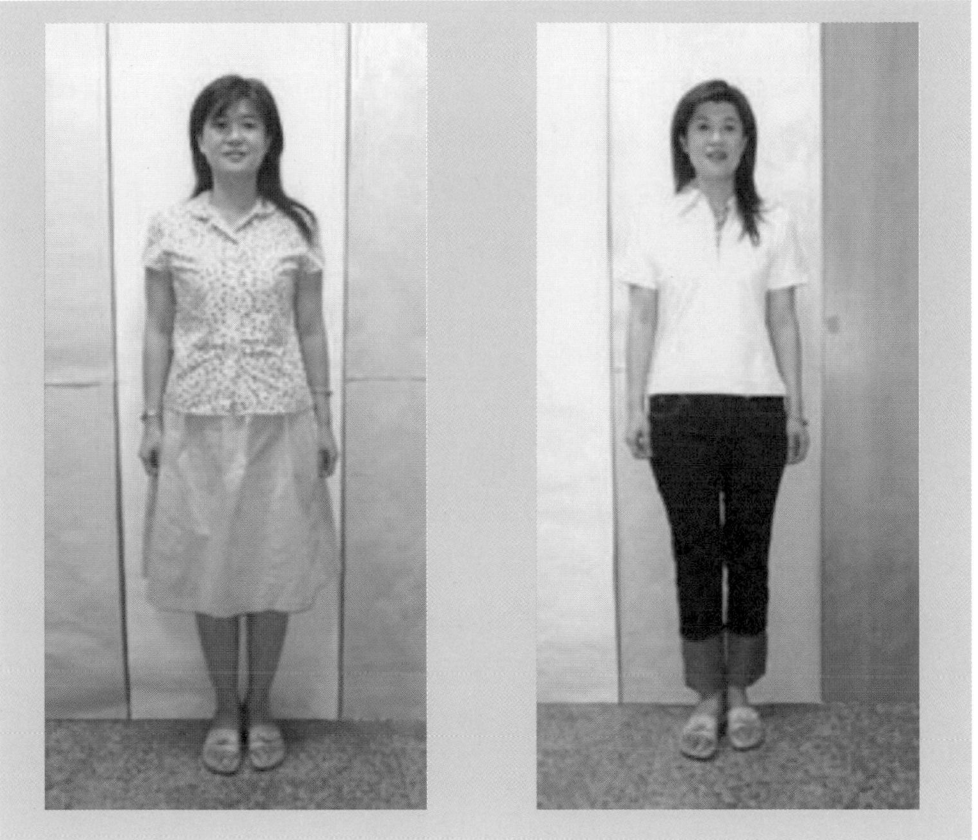

Before	After
體　重：65.7kg	體　重：55.6kg
體脂率：31.8%	體脂率：24.1%

共減去：體重：10.1kg　　體脂率：7.76%

摸不到那兩坨馬鞍贅肉的感覺真是好！

＊本文所用案例皆為作者輔導之真實個案

若梅有夠高的身高，是很大的優勢，只要回到五十五、六公斤的體重，就會比一般矮個兒的人看起來修長亮麗。

可是目前由於體重超重十多公斤，缺點會被更加凸出——比例不對的臀部和大腿會讓身材顯得壯碩有份量；而且大腿兩側因爲長期的浮肉累積，會有像「馬鞍袋」一樣的兩塊凸出物。

這兩塊「馬鞍袋」其實是很多東方女性心中的痛——都巴不得可以割掉這兩塊破壞身材線條的「違章建築物」。

我告訴若梅，體重要下並不困難，但是要將這兩塊難看的「馬鞍袋」消除掉，就要些眞本事和一些耐心了！除了重新調整自己的飲食分配，最重要的是，利用體重正在逐步掉下時，每隔一天就要進行一次身體療程，加強全身的循環代謝和淋巴腺體的通暢。

「沒問題！我就用半年努力來換我下半輩子的輕鬆漂亮，這很值得！」就是這麼乾脆的好個性，讓人不想幫她都難。

其實，用不了半年，若梅已經如願地穿著她最愛的俐落長褲套裝，頂著一頭飄逸長髮，過著每天欣賞自己的日子。

「摸不到那兩坨贅肉的感覺眞是好！」若梅開心地說。

● 後記

黃老師和若梅這個好學生結緣，不知不覺已經10年了！若梅最近剛過50歲的生日！168cm搭配57kg的穠纖合度身材，修長的美腿，漂亮的皮膚臉蛋，和念高中的兒子站在一起，怎麼看都像35歲的大姊姊！

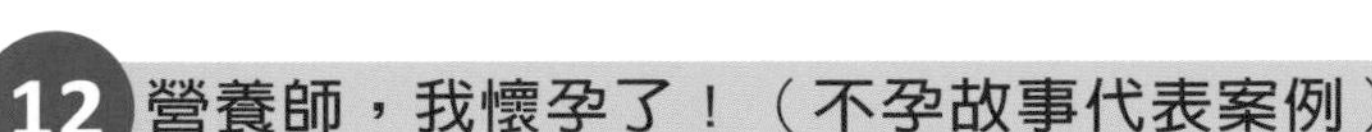

12 營養師，我懷孕了！（不孕故事代表案例）

在我營養諮詢室的牆壁上，貼有一張「告示」如下：

根據營養師多年的經驗，在此減重期間，妳會營養充足，身體健康。因此，若無懷孕打算，請做好安全準備，否則，妳真的又會多一個小孩出來叫妳：媽！

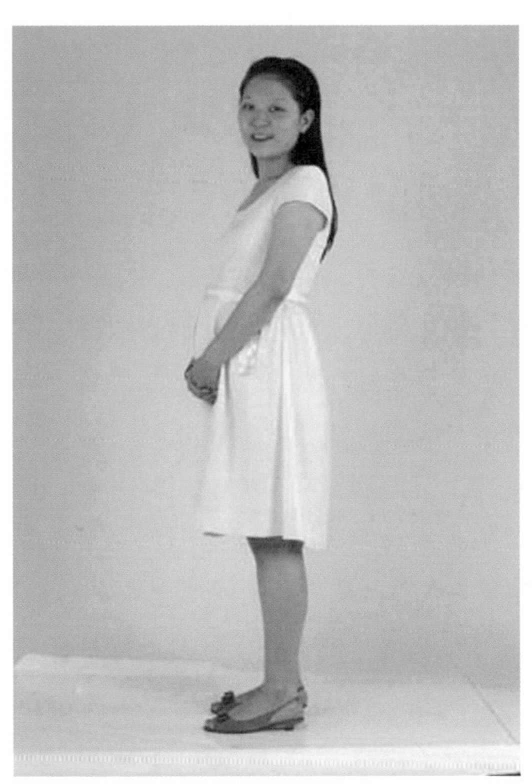

↑減肥後，多了小孩，成了漂亮健康的幸福媽咪。

其實，我很想再多補一句——有此結果，本人實在無法負責！（其實，會有這等結果，我應該要挺得意的！）

每當有人看完「告示」，在我面前偷偷竊笑時，我都會假裝很正經地告訴她：「不要笑喔！上一個偷笑的，現在肚子三個半月了！呵呵！」

會貼這張告示，其來有自。通常營養諮詢時，我和個案的焦點多半會集中在體重／體脂率上，飲食狀況會聊，生活習慣會聊，但再怎麼聊，也聊不到生孩子這檔事上吧？那，問題就來了。

一開始我也沒留心，直到有人常常意外懷孕，才讓我注意到，對呀！減重中體質會大大改變！營養狀況變好，血液循環變好，內分泌系統正常，子宮體變暖，懷孕機率當然會大大增高！

意外的禮物

「營養師，我懷孕了！」電話那頭是已經四十三歲的文錦，說話的語氣不像一般孕婦的欣喜期待，反倒有些像驚嚇過後的尚未平復。

我倒是沒被嚇到，因爲這已是歷年來第n＋1個了！

「我也覺得不可能啊！凱凱都十二歲了！以前生完凱凱時，醫生說我很難自然懷孕，要想再生就得再去做。」

凱凱是她在三十一歲時，人工受孕生的唯一小孩，令人印象深刻的男孩子——沒有一分鐘安靜下來的小孩。據說從小就是個磨娘精，一吵鬧起來，實在很想把他「塞回肚子裡」——雖是氣話，但可見文錦心裡壓根兒不想再有下一胎。所以醫生說不會再生，也正是合意！

哪知，十二年沒避孕也確實都沒事，偏偏一減肥就出事！

「我先生是高興到不行，可是我還在努力調適中。」文錦說先生一直想要個女兒，可是她自己早以爲這輩子不用再帶小嬰兒了！因爲——嬰兒＝愛哭，嬰兒＝沒睡眠，嬰兒＝很煩。

第一胎的疲累經驗，讓她在得知再懷孕時，根本除了驚嚇以外沒有一絲喜悅。

「萬一再生個像凱凱一樣的『恐怖份子』……。」

「放心啦！在我們這兒有的小孩，一定好生好養！」我根據經驗告訴她，營養充足的媽媽，一定會生出健康聰明高E.Q的小孩。

我要她除了吃正餐，還要記得多補充高品質的蛋白質、必需脂肪酸，以及富含鈣質、葉酸和維生素B12的食物。其它就只能放寬心等甜心了！

八個月後一個健康女娃兒果眞來了！吃飽睡，睡飽吃——喝奶可以一口氣計時40秒喝完，晚上不哭不鬧一覺到天亮。「可能是營養很好，妹妹很健康可愛。」和第一胎「恐怖」的哥哥比起來，文錦覺得女兒簡直是個完美的小天使。

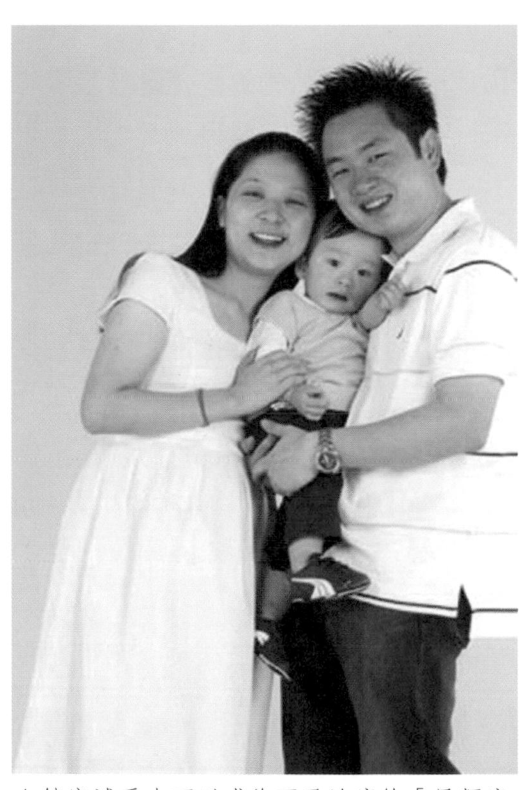

↑健康減重也可以成為不孕治療的「另類療法」之一。

就連帶過七個小孩的婆婆都說：「沒見過這麼好帶的小嬰兒。」

「對呀！早知道妹妹會這麼好養，我早就生它一打了！」文錦如此說。

營養的奇蹟

美華是個38歲的晚婚小姐。一見面就希望我幫她減掉15公斤的多餘體重。她告訴我這一、兩年來她嘗試和婦產科醫師配合，吃排卵藥、施打荷爾蒙，想要生個小孩。苦頭吃了不少，肚子也逐漸變大，體重足足多了十來公斤，可是，並不是懷孕，她懷疑是荷爾蒙讓她變胖了！

醫師告訴她，不孕症是現今很多夫妻普遍存在的問題，即使雙方各項檢測都沒問題。但是有些人的體質就是很難受孕。

既然懷不上娃兒，可也不能繼續胖下去，所以才來減重。

了解了她的訴求，我安慰她：「妳還年輕，有的是機會生孩子。不過，現在妳的體脂肪過高，還是瘦下來再懷孕比較好。」（懷孕前體重超重的孕婦，孕期的「增重」公斤數，也會較一般理想體重孕婦來的可觀和危險）

因爲考慮到她的生理狀況，我幫她設計了高單位的養生營養計劃，並且多吃好油（GLA＋亞麻仁油），睡前一定至少泡腳20分鐘。

過了一個月，她體重下了4.5公斤，體脂率掉了6.3％。美華告訴我，長期困擾她的身體疲倦感消失了，手腳不再冰冷，經期來時經血量變多了一倍，「我的經血變得很漂亮！」我會意的點點頭——嗯，我懂——

可是，原本打算進行四～五個月的計劃，在美華瘦到第9公斤時，有了大大的變化。

我永遠記得當她告訴我：「黃老師，我懷孕了！我聽到胎心音了，好有力！」那一刻，我鼻頭一酸，差點兒沒飆出眼淚！因爲這個孩子是被期待的！（不像以前有人減重中意外懷孕時，我的表情其實是帶點「拍謝」的，因爲當時警告會懷孕的「告示」尚未張貼，道義上我應該有點責任——還好生孩子是好事，只是意外了些。）

所以，美華的減重計劃從此成了「孕期養胎計劃」是也。

很難想像吧？瘦身減肥也可以成爲不孕治療的「另類療法」之一（註四）。美華開玩笑說：「減肥替我省下一百多萬了！」（這是她原本打算

嘗試做人工受孕的預算金額）

13 我在老公心中的分量變更重了

在我的營養門診中，常會聽到許多有趣的小故事。以下是我其中一位個案的口述小笑話，說是笑話，個中卻頗耐人尋味：

我瘦下20公斤後，不但精神體力變好，就連跑業務的成績也出奇地越來越好，常常一忙起來，不知不覺時間就過了！

以前對我只會「放牛吃草」，從來不怕我不見的我家老公，居然開始會不時打手機給我了：

「婆，記得早點回家，現在外面的治安很不好喔！」

我沒好氣的回答他「治安又不是今天才開始不好的！」

你知道他老兄居然用撒賴的語調回答我說：

「唉呦！可是你現在長得比以前不安全嘛～」

Oh！my God！以前的肥胖居然讓我很安全！

姊妹們，真的要有自知之明，千萬不要相信別人的安慰話～「胖胖的比較有福氣呀！」否則一旦胖成了老公面前的隱形人，能怪誰呢？

● 註四

美華只是眾多代表案例之一。類似這種因為身體不明原因或是體重／體脂率過高而導致不孕體質的人，其實為數不少。只要藉由正確減重，調理身體營養狀況，一段時間後，常常會有好消息出現！所以如果你也是為此深陷困擾的胖美人，給你個誠懇的建議，先嘗試健康減重吧！說不定會有意外的驚喜發生喔！

14 我想瘦、我行動、我達到！（上班族代表案例）

第一次見到雅玲就對她的誠懇態度印象深刻。她告訴我，自從懂事以來她就是個肉肉的小女孩（大約超重十二公斤的體重），渴望瘦到理想體重已經想很久了。今年她剛滿二十四歲，也工作了一段時間，覺得該是好好處理體重的時候了！

經過多方評估比較，她發現周遭很多朋友是在營養諮詢加物理療程中達到理想體重的。更吸引她的重要因素是「低復胖率」；因爲她總認爲既然要減肥，就要一次減到標準體重，然後好好維持下去，瘦瘦胖胖幾公斤的方法完全吸引不了她。

一般上班族會有的共同困擾是——活動量少和吃的「不好」。

活動量少是大家都知道的，一上班就幾乎都在電腦桌前工作，只有上洗手間時才會離開椅子一會兒，長久下來，腰腹臀腿一定會累積大量的體脂肪，甚至會形成難看的「橘皮浮肉組織」，影響代謝。

吃的「不好」，意思就是，早餐隨便吃個豆漿饅頭包子，午晚餐不是雞腿、就是排骨便當，下午再吃個糕點麵包，還不定時會來個「吃到飽」的聚餐，沒有大量的新鮮蔬果和高單位的營養食物，所以日積月累下來，體質很容易酸化，身體充滿了「負面能量物質」，想要不胖都很難！

雅玲知道，繼續這樣的飲食方式，她一定會和其他同事一樣，「年資越久，身體越油」，所以要想重新規劃自己的飲食型態，減到理想體重，又擔心方法錯誤，缺乏毅力，所以才會透過朋友的介紹，直接到營養門診來「討救兵」。

在了解了她的所有背景資料和生理狀況後，我幫雅玲明確歸納出重點和計畫——輕食瘦身計畫。

一般上班族，往往會因爲方便，而長期吃高熱量的油膩便當，少則一餐，多則兩餐。如果沒有透過選擇，常常會不小心吃到含有很多反式脂肪酸的「回鍋油便當」——用炸雞排、豬排的回鍋油下去炒菜的便當。

日積月累下來，這些吃進肚裡沒有辦法代謝的回鍋油，就會影響人體的正常代謝，甚至在身體某些部位形成難看的橘皮浮肉組織。很多年輕女性的局部肥胖就是這樣形成的。

雅玲非常有目標地進行她的「十二公斤完全瘦身減重計畫」，似乎抱著非瘦不可的決心，一步步朝著自己心目中的夢想體重前進……

所以我常說：「瘦得下來的人，是因爲她眞的想瘦。」就像雅玲心中的目標：我想瘦、我行動、我達到！

15 天啊！救救我的腫（健康養生代表案例）

早在十幾二十年前，大家對肥胖／減肥的概念還不清楚時，常常有人以爲只要體重減輕或是身體的水分變少，就是變瘦了！所以經常聽到有case吃瀉藥或是利尿劑來減肥。結果呢？當然很慘！

以下就是一個「利尿劑減肥」的案例。

彥容是個二十九歲的未婚女孩。身高一百六十六公分，體重83.5公斤，體脂率45.1％。小時候只是微胖，到青春期後才一發不可收拾，一路就胖到二十九歲了！

她告訴我：「爲了想瘦下來，幾乎所有聽到的減肥偏方都用過了，甚至連媽媽吃的利尿劑都吃了一段時間——因爲一吃利尿劑，體重馬上可下來一、兩公斤，雖然知道是暫時的假象，但是還是會上癮。」

一聽到她曾經服用一段時間的利尿劑，我馬上警覺到不妙！爲了更確定我的想法，我請她將長裙拉高，露出小腿來。果然，小腿已經腫脹到看不到腳踝；輕輕一按壓，凹凹凸凸的橘皮浮肉馬上現出原形。

彥容接著說：「遇到月經期前會更慘，全身上下無一不腫，連臉部都會浮腫起來，眼袋也會變成兩倍大——『簡直是個麵包超人！』她很無奈地自己消遣自己。」

「我知道自己的肝腎功能已經不太好了！現在只要讓我不腫我就滿意了！」

其實，不當使用利尿劑不止會影響到肝腎功能，讓人體的水分代謝產生障礙，甚至更嚴重的會連「氣血循環」都發生問題——整個人會像脹滿「水」和「氣」一樣，關節腫脹，渾身不舒服——還不定時會覺得心悸、胸悶。

不當使用藥物的副作用是很嚴重的。我只不過將自己的臨床經驗分享出來，彥容卻已經眼神發亮，彷彿找到救兵一般。

爲了不想給她過度的期待，我告訴彥容，她的肥胖有一半是因爲身體功能失調引起的，所以不要心急想要馬上看到效果。我們只能「盡人事」，先不要給自己過多的期待。我開始幫彥容規劃「重點營養計畫」：

一、**每天要吃豐富的營養早餐（將營養比重一半以上放在早餐），將完全蛋白質和必須脂肪酸列爲重點營養素**。所謂：早餐養生，午餐養力，晚餐養肥。特別是器官功能退化障礙的人，一定要好好吃早餐。

二、**正確攝取水分**。按照活動量和體重來補充飲用水分，通常一公斤體重大約30cc～40cc／每日，過量或不足對身體都不好。

三、加強淋巴循環的專業課程或是運動規劃課程。

然後，奇蹟眞的發生了！

第一個月的課程結束，彥容整整瘦了8公斤的體重和7.3%的體脂率。之後的每個月都有平均3—4公斤的體重下降，體脂肪也不斷下降減少。

時間過得很快，減重八個月後的彥容，已經成功減掉25.5公斤的體重和百分之20的體脂率；是個58公斤，體脂率25%的標準衣架子。

更重要的是，彥容告訴我：「眞的不腫了！雙腿變得很輕鬆！」她很有心得地說：「我以後會好好對待自己的身體，不會再隨隨便便亂吃藥了！」「能夠重新認識自己的身體，健康的感覺眞得很好！」

16 我終於知道什麼是「飽了！吃不下了！」

你知道人類很容易養出「成癮性」嗎？

就是對事情或物品有了「固執」的癮頭。

如果是好的習慣，那是可喜可賀的事；

如果是壞的癮頭，那影響可就大了！

祥全是個優秀有主見的高三學生，今年已經申請到國外的一流大學。因爲擔心出國後體重會變得更難控制，所以需要減重十五公斤。會開始參加減重規劃，是眼見從小胖到大的媽媽（從小到大看媽媽都是胖胖的），成功瘦下二十公斤後，眼見爲憑，他主動要求媽媽，自己也想瘦下來。

減重過程一如其他案例，有屬於自己的體重／體脂肪下降速度和曲線變化，我不再贅述。

林同學減重前後對照圖

Before

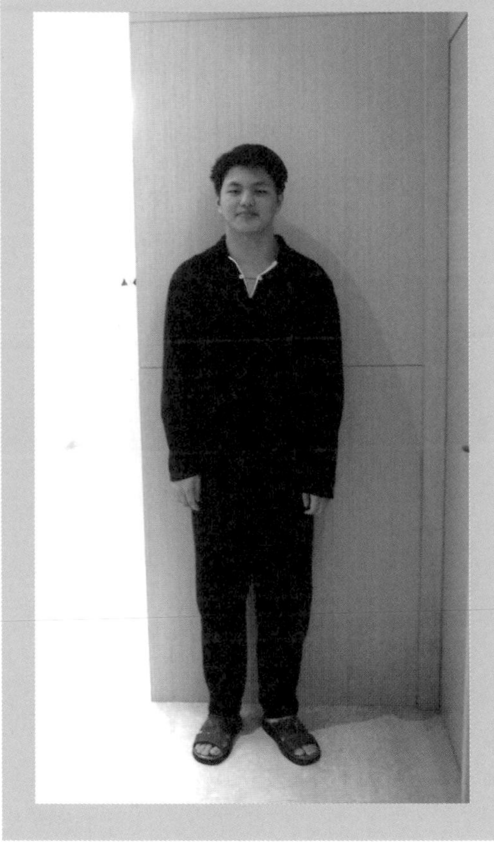

After

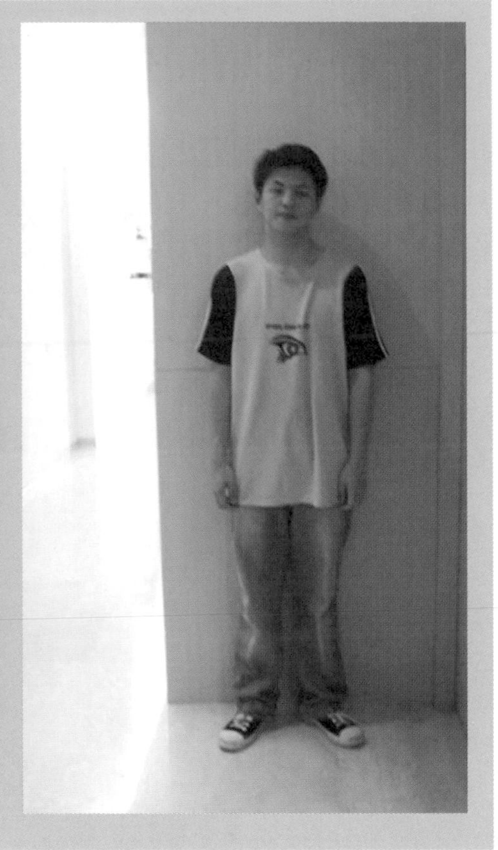

體　重：87kg
體脂率：31.1%

體　重：72kg
體脂率：15.3%

共減去：體重：15kg　　體脂率：15.8%

還好有減重瘦下來，否則吃不飽很可怕呢！
＊本文所用案例皆為作者輔導之真實個案

比較特別的是，他居然將自己列入「研究對象」（他的思考邏輯理性清楚），觀察自己從八十七公斤減到七十二公斤（體脂率從31.1%降到15.3%），這當中的生理和心理變化。在減重課程接近後期成功時，很高興地和我分享：

祥全說：「還沒減重前，除了滿臉的豆花青春痘，身體會覺得負擔很重，呼吸會喘；脖子和肩頸常常覺得僵硬不順，腰部也時常會有不明原因的疼痛發生。減重後，突然有天發覺，身體好像變輕鬆了，不再有奇怪的疼痛感，呼吸變得順暢舒服，連跑六公里的『馬拉松』都覺得輕鬆愉快多了！更有趣的，『我終於知道什麼是～飽了！吃不下了！』祥全像發現新鮮事一樣……」

以前的他，似乎對食物有「依賴成癮性」和「飢餓恐慌症」，因爲肥胖者經常會有血糖穩定度不好的情況發生，舉凡桌上的食物，絕對一掃而空；吃東西的速度飛快，看到麵包零食巧克力，好像會聽到它們說：「來呀！來吃我呀！」食量大到令人驚訝搖頭，難怪體重一直不斷往上攀升。

當時祥全看見班上瘦瘦的同學，吃一點東西就飽了，還以爲他們是「怪物」，心想：「怎麼可能吃得飽呢？」他覺得不能理解。

直到自己減重成功，有天和家人去聚餐時，居然發現自己眞的「會飽！會撐了！」才知道以前的自己有多麼「異類」——「還好有減重瘦下來，否則吃不飽很可怕呢！」

現在的祥全，已經是一個高高瘦瘦的小帥哥，臉上的青春痘早已不翼而飛，皮膚也因爲代謝變好而變得健康好看。因爲瘦下來後，血糖穩定度變好，對食物也不再有「依賴成癮性」。

「吃得飽的感覺，眞好！」我相信他一定如此認爲。

● 後記

這位小帥哥是老師6年前的減重班畢業的學生，他現在應該在美國攻讀碩博士班了吧？優秀的孩子，會明智選擇用健康的方式對待自己的身體——畢竟，身體健康是自己的，也是我們一輩子最需要用心看待的一件事！

17 重返健康（健康養生代表案例）

耀華是先生大力鼓勵她來減重的。

只要她能重新找回健康，「我一定全力支持！」他心疼太太長年操勞，導致身體失調，整整多了三十幾公斤（身高165cm／體重80.5kg／體脂率高達53%）。

因爲內分泌失調，身體虛弱不堪，所以一個月幾乎有一半以上的時間要臥床休息。

來營養諮詢以前，體重還莫名其妙在上升中，「我的身體很囉嗦的，多吃會胖，少吃又虛——我想這輩子應該瘦不下來了！」耀華說她能試的方法都試了，還是白費力氣——只要體重不再往上，就謝天謝地了！

「中醫師說我應該補補身體，可是怎麼補呢？一補下去我體重不就要破百了？」耀華口述，她年輕時因爲從事貿易工作，時間緊湊。所以長年幾乎都在飛機上奔波往返，非常辛苦勞心。加上晚婚，三十六歲才生小孩。

種種因素湊到一塊兒——從生完孩子後，身體開始逐年變差，體重開始變重，身體的水分似乎只進不出。月經來時，全身更是虛懶無力，腦中一片空白——「像半個死人」耀華這樣形容自己當時的狀況。

聽完耀華的主述，我還參考她的血液生化檢驗報告，以及自覺症狀之後——我在腦中快速和我過往的臨床經驗做連結。

耀華是典型的「虛冷水腫型肥胖」——因為長期勞心勞力，營養吸收不佳，所引起的器官功能退化；再加上已經接近更年期，所以內分泌一失調所引起的肥胖，往往十分驚人（多半會超重二、三十公斤以上）。

所以有經驗的中醫師說要「補補身體」是對的！

只是要怎麼「補」才不會變胖呢？我告訴耀華不要把焦點放在體重上，反倒是要注意「體脂肪的變化」才是重點。

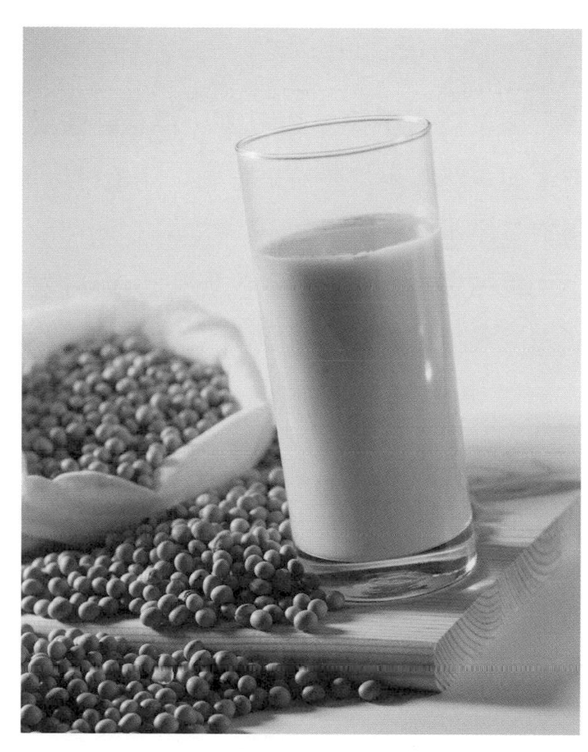

飲食計畫必須特別注重「優質完全蛋白質」的攝取，三餐一定都要吃到。例如：魚、肉、豆、蛋、奶等富含高單位營養的食物一定要吃，而且要多吃，烹調方法越簡單越好。

好油也要吃，例如：各種冷壓萃取的植物油，純天然的動物油脂，都是屬於好油的一種。但是一些吃了對人體沒有營養價值，還有害的加工製品，或是含有回鍋油的食品，能不碰就不碰！

這些主要的大原則先掌握好，並且開始每天確實做到，一段時間後，一定會有好的結果出現。

一年多以來，耀華十分有耐心的對待自己的身體，體脂肪和體重很有規律的持續下降中，精神和體力也逐漸恢復起來；或許曾經感受身體健康不好的痛苦，所以當身體慢慢健康起來時，她會更認眞去執行「養生復原計畫」。

目前的耀華，體重只剩五十八公斤，體脂率27.5％。和最重的時候相比，幾乎少了一半的體脂肪（身體脂肪的比例由二分之一變成四分之一）。

少了這幾十公斤的負擔，耀華好像又「復活」回來了，體力元氣恢復，連走路都可以變得很輕鬆；開始可以逛街購物，採買新的衣服；可以開始工作，可以出國。

有了豐富的瘦身經驗，現在的耀華很喜歡和朋友分享：「要想瘦身，就先得養身；身體代謝變好，就會瘦下來了！」

第4章

你不得不馬上減肥的六大原因

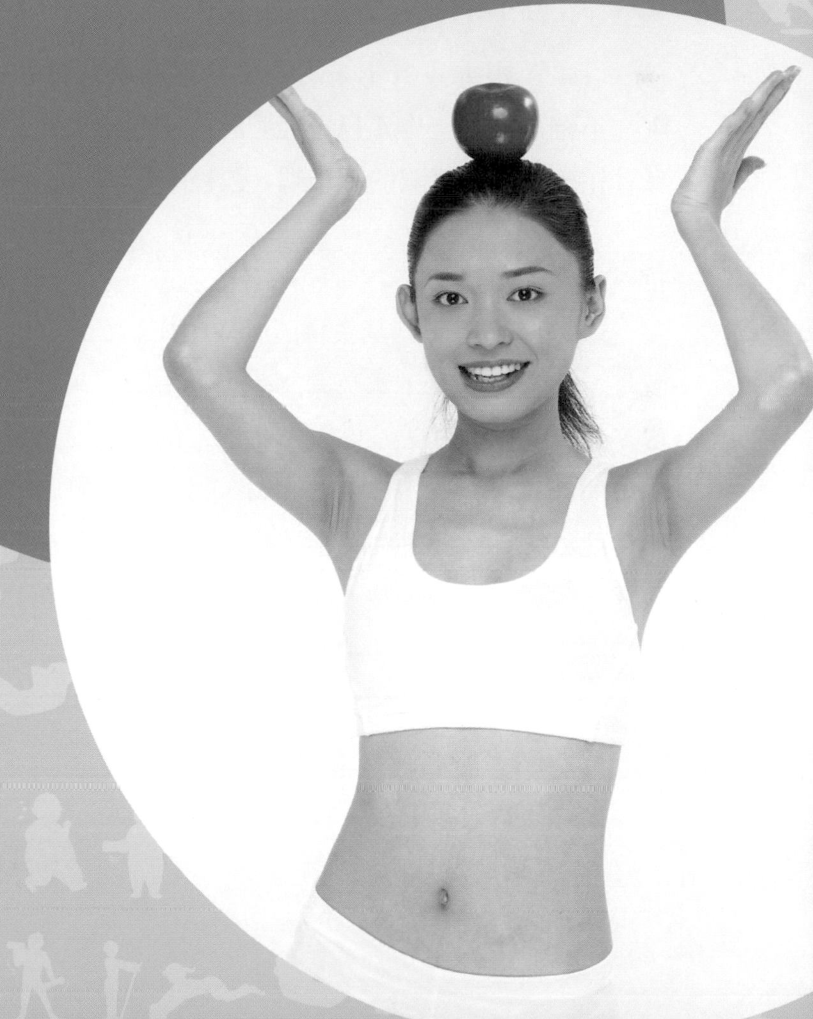

你不得不馬上減肥的六大原因

1 肥胖容易罹患六大類癌症

從事專業減重營養師這些年來，雖然我每日面對的都是渴望達到理想體重的個案需求。但是偶爾也會耳聞有個案的親友提出別種的聲音——

「胖胖的看起來很有福氣呀！」

「我雖然胖，但是還是很快樂，很有自信呀！」

「年紀大了，胖一點沒關係啦！」

可是，根據我多年來的經驗以及近期的醫學研究報告：**想要擁有健康，不罹患癌症，你不只不能肥胖，研究結果甚至建議民衆應該嘗試維持身材在建議體重下限的那一端（較輕的體重）**。

輕微超重就會增加罹癌風險

「世界癌症研究基金會」（WCRF）在近期2007.10.31公布一份歷時五年，斥資四百五十萬英鎊（約三億零四百萬台幣），找來二十一名國際專家，針對飲食和癌症之間關係所作的一項歷來最大規模研究發現，即使**輕微的超重，都會增加罹患乳癌、腸癌、胰臟癌等常見癌症的風險**。

此外，如果不想得癌症，最好減少紅肉和酒的攝取量，標準比現行英國官方的建議量還要少一半。WCRF專家對超過七千項研究進行分析，得出肥胖會增加罹患至少六種癌症的確切證據。負責領導這項研究的流行病學家麥可．馬默特教授表示，他對體重造成如此重大的影響感到吃驚。

按照十年前WCRF發布的報告，只有一種癌症與超重有關。而今證據顯示，食道癌、胰臟癌、腸癌、停經後乳腺癌、腎臟癌和子宮內膜癌都與超重有關，即使體重略爲超重，也會增加罹患這類癌症的風險。**馬默特教授建議，人們應在健康允許的情況，讓身材維持越苗條越好，並一直持續下去。**

報告中建議：紅肉也最好少吃，每週攝取的紅肉應少於五百公克，尤其該避免加工過的肉品，如火腿、培根（燻肉、鹹肉）、臘腸或任何經由煙燻、醃漬保存的肉類。飲酒應適量，男性每天不宜超過二單位（每單位約含十至十五公克酒精），女性最好不要超過一單位。不要喝含糖飲料、避免吃速食。含糖飲料，包括果汁，會造成體重增加，因此建議不要喝；速食類食品，因屬於熱量密集食物，會導致超重或肥胖，從而增加罹患癌症的風險，應予以避免。

WCRF提出十項具體防癌的建議，分別是：

1.在正常的體重範圍內，盡可能維持苗條。

2.在日常生活中培養運動的習慣。

3.限制熱量密集食物的攝取（速食／零食），避免含糖飲料。

4.食用大致以植物爲本的食物。

5.限制攝取紅肉，避免加工肉品。

6.限制酒精飲料。

7.限制鹽的攝取，避免發霉的穀物或豆類。

8.透過飲食取得所需要的營養。

9.初爲人母，應以母乳餵養嬰兒。

10.癌症患者病癒後，應遵從各類防癌建議。

● 後記：營養師的觀點

為什麼在短短十年間，肥胖所產生的危機更勝以往（由一種癌症連結到六大類之多）「世界癌症研究基金會」（WCRF）甚至要求現代人要「盡可能維持苗條」。除了過多的肥胖脂肪較容易產生細胞變異（癌變）之外，我提出另外的觀察分享：

越肥胖的人理論上食量會較大，所以也會有較大的機率吃進較多的致癌物質。這是一種結果論～可見這一、二十年間所造成的肥胖成因已大大不同。

大家可以回想，早幾十年，台灣不只胖子不多。連造成肥胖的原因也頂多是老年發福（器官代謝功能變差）或稍微的飲食過量（當時食物的形態較天然原始粗糙）。

反觀現在我們的飲食環境：滿街的「吃到飽」餐廳，到處林立的飲料糖水專賣店，二十四小時供應的垃圾零食便利店，人工添加物充斥的小吃夜市，還有每天不得不吃的回鍋油便當，「聚餐外食」更成為一種理所當然的生活型態。

而現今的肥胖人口來源，九成是因為上述原因所製造生產來的；而這樣的肥胖，大多是吃到會嚴重影響人體代謝功能的劣質食品：例如油炸食物中含大量的氧化自由基；食品中殘留過多的人工荷爾蒙；人工添加物會讓身體長期處於發炎過敏的情況；不良油品會影響肝臟解毒功能——肥胖的人往往會因為過量和大量進食，有機會吃進更多的致癌因子。而長期受到致癌因子刺激的細胞DNA，就會導致突變癌化。

上述推論，當然並不表示苗條纖瘦的人絕對不會罹癌。如同纖瘦的人也未必食量都小一樣。這只是機率大小問題。

以報告結果論和種種客觀的科學數據顯示，肥胖人口的確較一般理想體重人口容易罹患各種慢性病和各類型癌症。

2 腰圍脂肪攻陷你的內臟：小心隱形殺手——內臟脂肪

幾年前，英業達副董溫世仁先生，因爲急性心肌梗塞，就是俗稱的「中風」而過世。一個非常優秀傑出的社會精英（55歲），正値盛年，留給大家非常多的遺憾。

大家會問糖尿病、心血管疾病究竟可不可以預防？爲什麼現在連年輕人也會「中風」？有沒有哪些身體的狀況，可以讓我們事先有警覺？答案是肯定可以的。只要你重視自己、了解自己。不要有「拖過一天是一天」的鴕鳥心態，正視自己的身體警訊，就有辦法把握自己的健康狀況，遠離疾病的威脅。

或許很多人都知道，肥胖是造成種種疾病的原因；也知道體脂肪過高，對身體會有很多不良的影響。但是，你應該更進一步的了解，自己究竟是屬於「內臟脂肪型的肥胖」還是「皮下脂肪型的肥胖」。才知道自己的身體是否已經瀕臨危險的邊緣，以免眞的成爲脂肪肝或是心臟病、甚至「中風」的族群。

人體的體脂肪主要是由內臟脂肪加皮下脂肪所組成。依照脂肪附著的多寡及部位，可分爲「皮下脂肪型肥胖」或是「內臟脂肪型肥胖」兩種肥胖類型。

第一種「皮下脂肪型」，就是所謂「西洋梨型肥胖」，以年輕女性居多。肥胖部位是臀部或大腿內外側脂肪累積很多爲主。缺點是體型較不美觀，下肢血液循環較差，但是較不會有立即的迫切危險性。不過還是要預防年紀增長後，新陳代謝率變差，有越來越胖的危機。

第二種是可怕的「內臟脂肪型」，就是我們所謂「蘋果型肥胖」，以

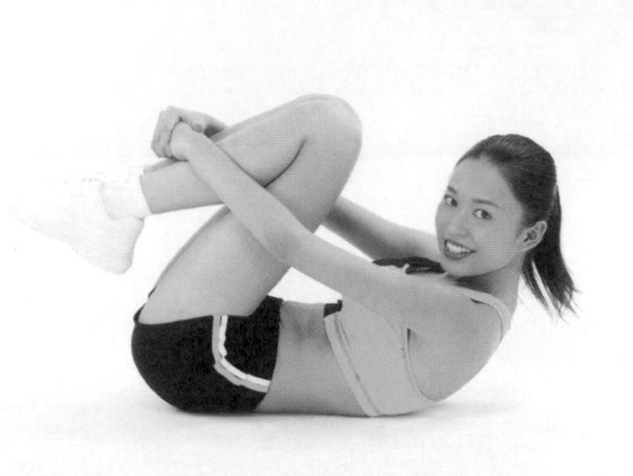

男性或更年期女性居多。腹部周圍或上半身像啤酒桶的樣子。男性腰圍大於90公分，女性腰圍大於80公分以上，這種肥胖容易併發脂肪肝、糖尿病、高血壓、高血脂而引起動脈硬化或突發性的「中風」。

不過所幸如果藉由正確的營養飲食方式及運動療法，內臟脂肪還是可以去除的。全身肥胖型的人通常內臟脂肪也會很高；但是也有人是屬於外表瘦瘦體脂肪卻高的「隱藏性肥胖」這種人也是屬於內臟脂肪的高危險族群。

以爲自己瘦瘦的，就放心的大吃大喝，特別是現在忙碌的上班族，聚餐機會較多，食物的精緻、油膩度高。所以你一定聽過「某某人瘦瘦的卻突然中風了！」極有可能是他的內臟脂肪過高，引發動脈硬化或血栓。而從來沒有想到自己也是屬於「中風」的危險族群。

你一定會想要知道，哪些自覺症狀很可能是因爲「肥胖」及「體脂肪過高」所引起的？以下列出幾點「**肥胖自覺症狀**」：

1.容易出現疲累、無力感。睡眠品質差，老是覺得睡不飽。

2.沒精神、不想活動。

3.常有不明原因的身體酸痛。

4.嗜吃甜點或高澱粉的食品。

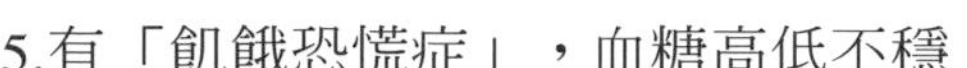

5.有「飢餓恐慌症」，血糖高低不穩。

6.高血壓、心悸、頭痛。

7.皮膚敏感、容易騷癢。

8.新陳代謝率差、容易便秘。

9.女性生理週期混亂。

10.更年期障礙。

雖然上述的自覺症狀，帶給每一個人的困擾程度不同，但是只要儘早去除身體多餘的內臟脂肪，將體重維持在理想值，身體還是有機會重回健康的。

3 小時候胖，長大會更胖

這些年來，兒童肥胖的問題越來越多，你擔心家裡的肥胖兒童肚子越來越大，呼吸越來越喘嗎？你擔心他會得到糖尿病／心臟病嗎？你曾努力幫他控制飲食，卻還是越來越胖嗎？

爲了你心愛的小孩，你應該開始正視這個影響孩子一生的關鍵問題。

根據我歷年來的減重個案顯示：成人後需減重達30～40公斤以上的大體重個案，幾乎都是從小的肥胖兒童——事實證明：小時候胖，長大會更胖！這類肥胖兒童得到代謝症候群的機率是一般兒童的數倍以上。

給您一個衷心的建議——如果家有肥胖兒，請在發胖的關鍵年紀（10歲左右）給他關鍵的營養減重協助，如果現在體重回頭，只有10來公斤；將來再減，恐怕不只30～40公斤！

在數十年前老一輩阿公阿嬤的年代，肥胖兒童較爲稀少，能夠將小

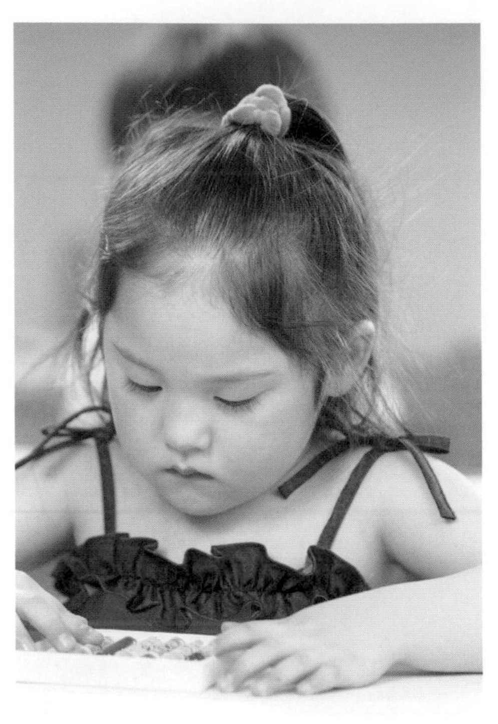
↑小時候胖，長大會更胖！

孩養育到稍顯豐腴小胖，長輩還會覺得挺有面子的。比起現在，當時的飲食環境因爲零食飲料、加工製品還不多，小胖兒童的成因大多只是正餐點心較其他小孩豐富過量，食物的種類還都算天然。因此，對身體的危害還不大，在成長過程中只要活動量增加，正常發育抽高，通常成年後的体重大有機會恢復正常，不顯過胖。所以老一輩才會有「小時候胖不是胖」的口語傳言。但是，那是指三、四十年前的肥胖小孩。

現在的肥胖兒童，如果沒有在關鍵的十歲左右控制好體重（也可以同年齡層的重高指數評估）九成以上都有著「小時候胖，長大會更胖」的結果發生。

這幾年來，每當我的個案，體重超過八十公斤以上，甚至破百公斤者（也就是說至少需要減掉二十至三十公斤以上的體重）。我一定需要知道他從幾歲開始發胖，結果大都不出所料，八成以上都是從小一路胖上來的。

小學五、六十公斤，中學暴增到七、八十公斤，二十歲後要達到九十、破百公斤的大噸位體重就輕而易舉了。而且，根據我的調查很多小

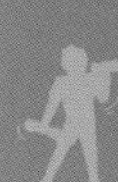

孩都是「阿公阿嬤仔」，就是阿公阿嬤帶大寵愛大的小孩。

為什麼現在的肥胖兒童長大後不容易瘦下來呢？

除了活動量變少是原因之一，飲食環境富裕不節制，食品種類越來越精緻不健康更是主因；長期吃了許多有害健康的垃圾食品、飲料，身體的代謝功能一定變差。

你試驗想，一個機能不全，代謝很差的身體，會有機會自己瘦得下來嗎？更可怕的是，肥胖時間拖得越久，表示他的身體被「毒害」的時間越長久，心臟血管被「殘害」的時間也越久，所以得到「致命」疾病的機會就非常大——意思是肥胖兒童在成年後隨時會有「暴斃」的狀況發生。這些都絕非危言聳聽，而是現在正不斷在發生的殘酷事實。

因爲就在我著書的這幾個月來，我在醫院任職的醫護好友們告訴我，近幾年來每個月都有幾位像歌手馬兆駿一樣的腰圍中廣型男子（暴斃猝死的年齡層正不斷下降中，而且人數越來越多）突然暴弊而亡，死因多半是心肌梗塞或是腦溢血（腦部血管病變破裂），甚至有的人還是自認體能超強的運動好手（潛水、游泳、跑步），雖然四肢健壯，但是由於長期不良的飲食習慣，養出了過於肥大的腰腹脂肪，身體最終還是給了致命猝死的一擊！

所以，如果家有肥胖兒，你還會認爲「胖胖的很可愛啊！」、「小時候胖不是胖！」、「能吃就是福」嗎？近年來，因爲飲食過度而造成的糖尿病兒也越來越多，因此國內醫學界開始和國外許多人權保障團體一樣的提出警告呼籲：「過度餵養與虐待兒童無異！」防治糖尿病，須從小做起，千萬不要任由孩子食用油炸垃圾食物，因爲把孩子餵養得太胖，就跟虐待兒童沒兩樣，都會影響小孩子一生。

身為家長的你，在小朋友還懵懂無知的年齡，你的決定就是影響他一生健康的關鍵。你是不是該協助他儘早減去過量的體脂肪，遠離「肥毒」的傷害。而不是任由他繼續肥胖，讓他的心血管日漸衰敗老化，然後讓他在二、三十歲後隨時要提早面對慢性病或死亡的威脅。

為了你心愛的小孩，給您一個衷心的建議：**如果家有肥胖兒，請在發胖的關鍵年紀（10歲左右）給他關鍵的養生營養減重協助。**

4 越來越肥的可怕惡夢

我有很多現在很瘦，以前很胖的個案朋友。她們常和我分享減重前後的心路歷程：

她們說：如果「肥胖」是可以停止不動的，就此六十公斤或是七十公斤也罷！就是不要再一直往上添加，那麼，其實「肥胖」也就沒那麼可怕了！可是，事實剛好恰恰相反！

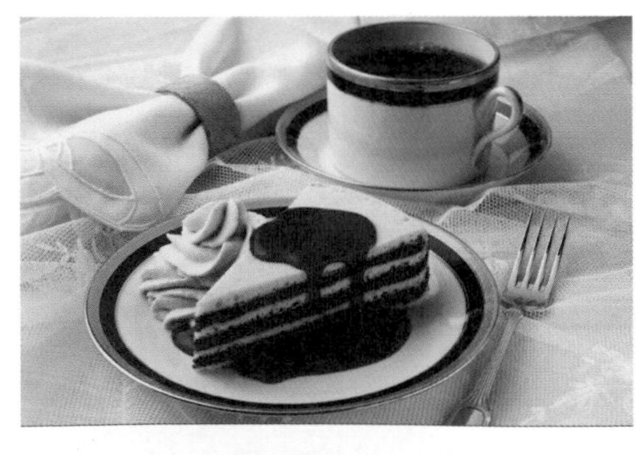

「肥胖」是不給商量餘地的頑劣分子，你越要它往下降，它就偏要往上升。不止不下降，還像利息一般的往上增添。一旦體脂率超過標準值，你就會發現它會不時給你個「意外震撼」——三、五公斤往上增添，讓你不得不嘆：「天增歲月，人增重也。」

近期的國外醫學研究更發現，腰腹圍越粗大的人，體內的NPY（Neuropeptide Y）賀爾蒙也會增加，讓腦部產生飢餓吃不飽的感覺，大量吃進過多的食物，吃得多，一定會在腹部囤積更多的體脂肪，然後再繼續產生NPY，再不斷吃不斷變胖，惡性循環的結果，過多的NPY甚至會影響肥胖人身體內分泌的穩定，會讓男性變得不像男性，女性變得不像女性，最終會引起嚴重的急性／慢性疾病。

而能夠讓肥胖者不要再繼續發胖的最有效方法，就是要「馬上減肥」——不要再繼續囤積過量的體脂肪。

因為肥胖問題不能「等」，越等只會越肥，沒有人是靠「等」或「拖」瘦下來的。所以建議現在有肥胖問題的讀者朋友，早一天開始自己的「減重健康計畫」，就會早一天進入到變瘦之後的「善性循環」中，然後才有機會脫離越來越肥的可怕惡夢。

5 恐怖的「隱藏性」糖尿病

請想像一個情況，作戰時，你是希望和敵人面對面，一切公平競爭，公平應對；還是能容許敵人躲在暗處，不動聲色，卻隨時準備偷襲你。

想必你一定會說：太不公平了！「敵暗我明」，那豈不是必死無疑嗎？

很不幸的，根據日本醫學界近期的深入研究統計：我們當中，每四個人，就有一人現在正被可怕的身體敵人「潛伏」著，而完全不自知；甚至還常常沾沾自喜，自以為是一個身體健康的人！（因為一般的初階血液檢驗或是飯前血糖，驗起來是正常的）

而且，六、七成以上的這類「自以為健康人」是一向被他人羨慕的「吃不胖人」！這個可怕恐怖的敵人，就是近幾年來才被醫學界逐漸正視的——「隱藏性」糖尿病。

簡單說來，就是病人的體內血糖（特別是飯後血糖）其實一直是居高不下的，卻不知道自己是糖尿病族群的一員。沒有警覺，當然就不會去控制和治療。器官和血管壁長期受到糖分的破壞、傷害，最後致命的一擊多半是「心肌梗塞」或是「血管阻塞」——甚至到最後很多人都不知道自己疾病的根源，是大吃大喝所導致的「隱藏性糖尿病」；還一直誤以為自己是永遠吃不胖的幸運兒。

你也是外表看起來瘦瘦的，食量卻很大的人嗎？建議你應該檢測一下自己的「內臟脂肪」或是「飯後血糖值」是否正常？可千萬不要讓看不到的健康敵人，隱藏在體內而不自知啊！

6 減肥減壞油

幾年前社會新聞曾經暴發了令人震驚的加油站賣「假油」事件。許多車主都紛紛出面投訴，因為愛車使用了該加油站違法添加甲醇的「假油」，而造成車子引擎縮缸、管路零件受損，甚至使用一段時間後，車子莫名其妙就故障毀壞了！

這就是使用到「假油」「壞油」的下場後果！

車子都姑且不能接受「假油」，如果換成是我們寶貴唯一的身體呢？你是否曾經試想：我平常讓身體吃進的是到底是「好油」還是「壞油」？我的身體可以接受「假油」「壞油」嗎？如果我在不知情的狀況下，已經吃了很多年的「壞油」，我該怎麼救回自己身體的健康呢？

首先，如果你常出現以下症狀，你應該警覺自己的身體很可能被「壞油」「假油」入侵了：

「壞油」入侵症狀自我檢核表

是	否	症狀
		時常有疲累倦怠感、肩頸僵硬
		身體常有不明酸痛
		皮膚非常容易過敏、起疹、發癢
		情緒穩定度不佳，容易發脾氣
		對垃圾食品、油炸物會有依賴感
		荷爾蒙障礙（內分泌失調、經痛、經期混亂）
		壞膽固醇（LDL）檢驗值偏高／脂肪肝
		身體有很多過敏症狀
		自體免疫力下降（容易生病感冒）
		糖尿病病變
		癌症

你或許會有疑問？我是如何吃進「壞油」的？那麼，請你仔細回想自己是否時常吃到下列食品？

日常生活飲食「壞油」來源表

是	否		食物
		油品類	人造奶油（乳瑪琳）／植物酥油／炸油
		正餐	回鍋油炒菜的自助餐或是便當
		零食類	洋玉片／冰淇淋／巧克力／餅乾
		副食	炸雞／薯條／餅乾／蘇打餅／爆米花／燒餅 油條／鹽酥雞／油炸臭豆腐／炸排骨／炸雞腿
		飲料類	珍珠奶茶、咖啡用的奶精（或是奶精粉）

一般人常喝的珍珠奶茶、咖啡用的奶精或是奶精粉，其實都是一種氫化油脂，不但沒有奶類的營養，而且是一種氫化後的植物油，會產生反式脂肪酸，除了會升高體內血液中「壞的膽固醇」濃度，更會降低「好的膽固醇」濃度，有礙心臟、心血管健康，而成為致病因子。

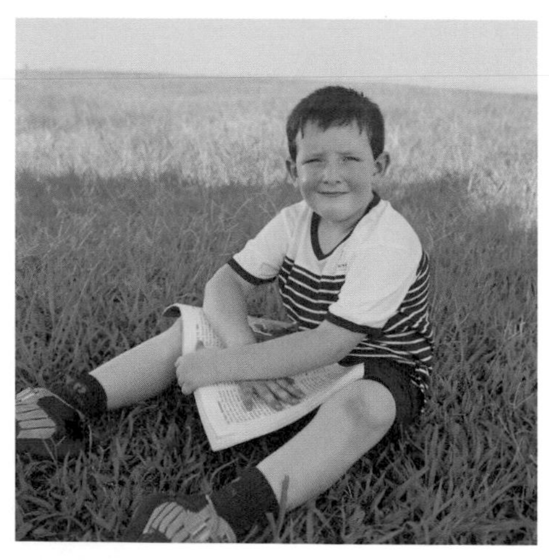

早年台灣由於勞動人口較多，體力勞動消耗大，所以習慣用動物性油脂（例如豬油、牛油等）來當成烹調用油；而西方人則是喜歡在麵包上塗上厚厚的奶油或是用牛油來炸薯條、炸雞、爆米花。可是由於動物性油脂含有大量的飽和脂肪酸，如果過量食用會使人體的動脈管壁狹窄硬化，產生心血管疾病、

中風等等疾病。因此，植物性油脂開始取代動物性油脂在日常飲食的使用。

和上帝唱反調的「反式脂肪酸」

然而，植物油脂有易氧化、不耐高溫烹調、不耐久藏等缺點。為了改善此一缺點，人們又自作聰明的將天然的植物油，運用食品加工技術將不飽和的植物油脂加入氫鍵使之飽和化，明明是液體的油脂卻變成固體的形態，可怕的「氫化植物油」因此誕生——自此大大改變了現代人的烹調用油習慣。

大量的「氫化油」被使用於油炸食物如薯條、鹽酥雞、油炸食品中；還有被製成烤酥油，加入烘培的麵包、餅乾、糕點中；甚至變成一個怪名字「植物奶油」（植物怎會有奶呢？）被厚厚的抹在吐司麵包上，當成一般人的早餐，或是喝咖啡所使用的奶精、奶油球等等。

違反自然的結果必是「苦果」——反式脂肪酸比動物性油脂更傷人體

在食用了數十年的氫化植物油後，有越來越多的研究報告發現，這種自然界本不存在的「怪油」，人體根本無法正常去代謝利用它，長期食用的結果會干擾肝臟的正常功能（有肝毒性），造成人體細胞膜的缺損、賀爾蒙障礙、內分泌失調，並升高壞的膽固醇降低好的膽固醇，使血管硬化脆化、失去彈性。甚至因此導致體內生理功能出現各種多重障礙病變。

你是否發現「疾病年輕化」、「癌症年輕化」的個案已經屢屢在你我身邊不時出現了呢？「反式脂肪酸」對於現代人的傷害已經遠大於動物性的飽和脂肪酸。

自2006年起美國的食品藥物檢驗局，要求廠商必需清楚標示反式脂肪酸的含量；紐約市政府已經下令全面禁用反式脂肪酸；在歐洲，有些國家更是早就要求標示含量，甚至對食物中油脂的反式脂肪酸含量做限制——這些動作都是想要迫使廠商減少或放棄使用這種「壞油」，並引起民眾對於「反式脂肪酸確實會大大傷害人體健康」這個事實的重視！

現在開始拒絕香酥食物的誘惑，向氫化油說「不」

雖然比起歐美國家，我們的消費大眾對於「反式脂肪酸」的認識較晚，但是我一直以來的觀念是「不怕慢只怕站」，該做的我一定馬上去做——早在數年前，每次諮詢一有機會我就會開始提醒Patient，遠離反式脂肪酸，遠離「怪油」、「壞油」；有營養講座，「如何吃好油更健康」一定是我的主題之一；對外的演講，我也一定不忘宣導消費大眾，一起來杜絕「反式脂肪酸」對我們以及下一代的傷害。

可喜的是，最近我開始見到有些速食業者和餐廳開始在營業場所醒目的地方掛牌標示「本店產品不含反式脂肪酸」、「本店不用氫化植物油」；台灣政府也終於開始要求廠商要在產品上標示反式脂肪酸含量；營養學者和醫療人員也都不斷提醒民眾要如何選擇好的油脂，避開不利健康的食品。這些都是民眾對健康認知的一大進步表現！

遠離壞油，遠離「撒旦」

曾經有個美國朋友告訴我，這個世界目前是「撒旦」掌控的世界，包括食物和食品。所以會有許多愚弄人類，誘惑我們嗅覺、味覺，想辦法要遮蓋人類原始知覺的「人造食物」、「有害食品添加物」被創造出來，

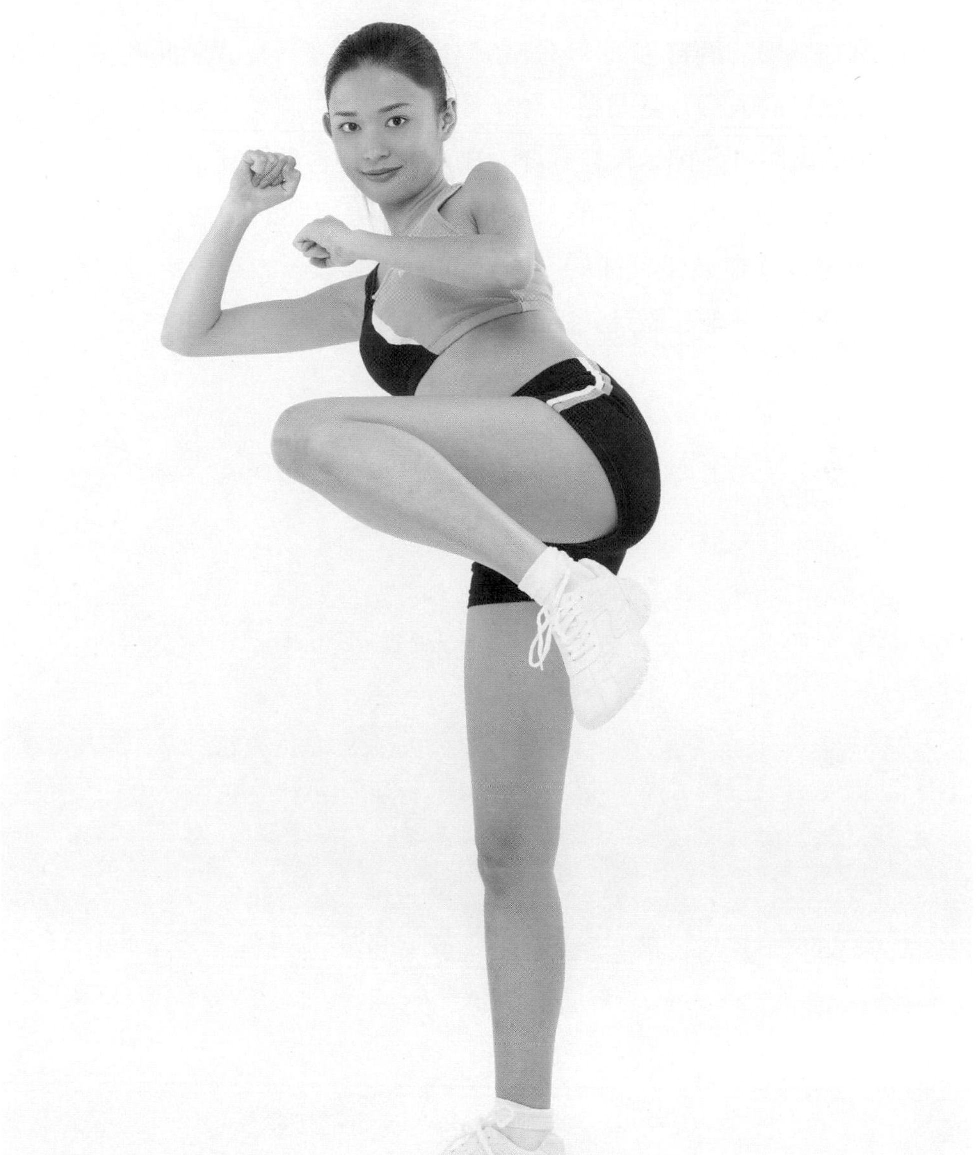

↑壞油不要來！

甚至隱藏在各類的飲料零食、糕點餅乾裡。讓吃了「反式脂肪酸」、「壞油」食品之後的人類，身體越來越不健康，頭腦越來越不清楚，長期陷在食物的誘惑陷阱裡，像是毒癮纏身一樣，當然就容易控制了！

所以才會說「反式脂肪酸」就是和上帝唱反調的壞油，因爲它根本就是一種違反人體自然代謝的「怪東西」。所以，如果你可以遠離「壞油」，那麼就是遠離「撒旦」控制的第一步了！

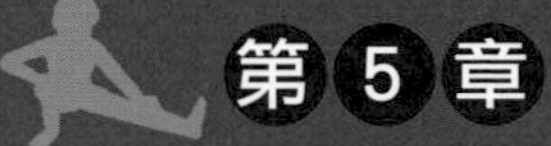

第5章

你絕對不能
胡亂減肥的五大原因

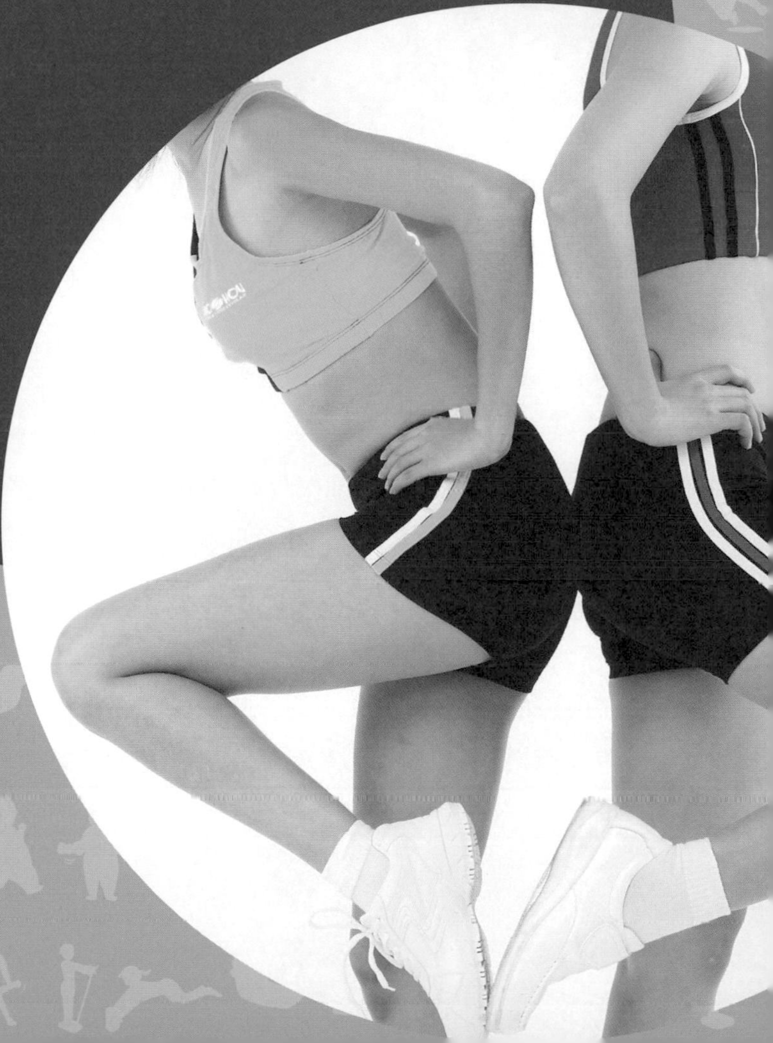

你絕對不能胡亂減肥的五大原因

1 越減越肥的魔咒（yo-yo syndrome）

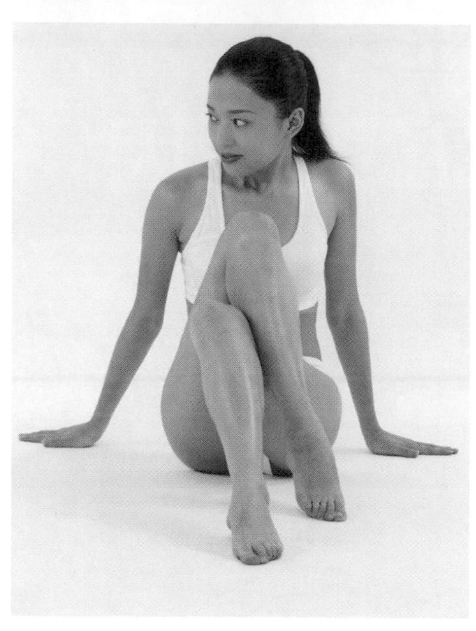
↑正確減重，破除愈減愈肥的魔咒。

爲什麼我會形容「越減越肥」是一個「魔咒」？

因爲如果沒有人告訴你「越減越肥」的眞正原因，你就會繼續肥胖下去，並且不會停止地繼續累積肥胖；就像被施了「咒語」一般，永遠沒有解脫的一天。

一般人，特別是女性朋友常會犯的一個錯誤是：不斷在減肥，卻老是越減越肥。這樣的結果，所演變的體型，就會越來越不勻稱——上半身（胸部）越來越小，下半身卻越來越粗壯臃腫——變成「西洋梨」型的身材。

你知道爲什麼嗎？因爲通常一般人所用的減重方法，大部分還是屬於「偏方」療法，並不一定是正確的方法。

通常一開始或許可以瘦個少量的一、二公斤體重，但是瘦下的身體組織很可能都是水分，並不是體脂肪。

而自己減重，很容易只做了幾天，一遇到體重停滯期就放棄了；可是身體可不會就此「善罷甘休」；它會連本帶利將失去的體重「要回來」，

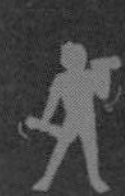

而且會儲存在人體循環較差的下半身，例如：腹部或是臀腿。

所以你常常常看到下半身特別粗壯肥腫的女性，卻沒有什麼胸部，很多都是反覆減重失敗的結果。

2 你的身體比你聰明～不要讓身體反抗你

許多減重瘦身成功的人，會有一個共同的體會——要好好對待自己的身體，千萬不能爲了減重而虐待自己的身體；要不然，身體開始反抗你時，「威力」是很驚人的！

因爲人體的正常機轉是：人體一旦遭遇到異常狀況時，例如：營養失調、過度飢餓、身體虛寒等等，身體會自動大量囤積脂肪來保護內臟器官，所以，越減越肥是可以被理解的。

下列「身體造反」自我檢視表，哪些症狀是健康出了狀況，身體在反抗你呢？

「身體造反」自我檢視表

是	否	身體反應
		身體開始出現水腫或是氣腫的情形
		月經周期失調
		身體疲累虛弱
		下半身越來越腫脹 新陳代謝逐漸變差
		減重越來越困難

如果你的身體出現了以上這些狀況，建議你應該好好評估自己的日常飲食狀況。最重要的是，不要再聽信減重偏方，傷害自己的身體了！

3 你吃的其實是增肥藥

很多人因爲覺得方便簡單，而選擇吃一些來路不明的「減肥藥」，希望能達到減重瘦身的效果。

我不想告訴你，吃減肥藥會傷身，會心悸、會噁心這類老生常談的話語；我只是和你分享，以長期效果而言，你吃的雖然標榜是「減肥藥」，實際上卻很可能是不折不扣的「增肥藥」——增肥效果眞的非常好，可以在短時間內增肥三到五公斤，甚至更多。

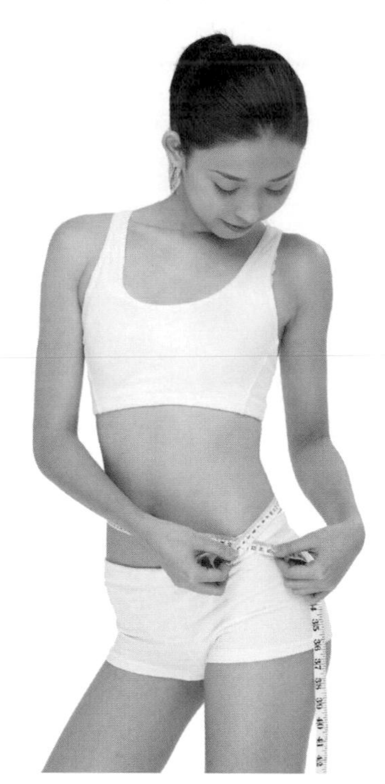

↑想減重，就要隨時掌握自我的「尺寸」！

原因是：減肥藥物利用的機轉不外乎是，抑制食慾、刺激中樞、或是排水利尿等等原本不屬於人體正常代謝的方式。

根據近期的醫學研究報導，隨便服用減肥藥物或是抑制食慾的人，結果反而會造成內臟大量製造「飢餓酵素」，一旦體內含有大量「飢餓酵素」，就容易讓

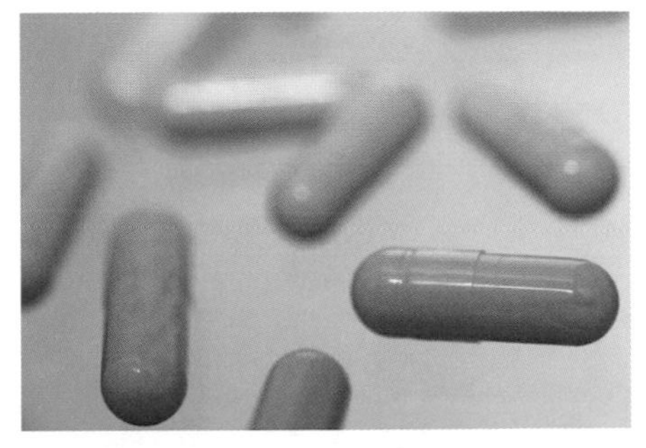

↑想要減重瘦身，千萬不要吃一些來路不明的「減肥藥」。

脂肪大量增生累積，結果反而會越減越肥。

所以，如果你以往的吃藥經驗是初期有瘦下一點，可是之後反而越來越胖，不要懷疑，「減肥藥」的副作用之一就是「很強的增肥效果」。

根據十多年來的臨床經驗：肥胖＝壽命短、吃藥減肥＝壽命更短！因爲濫用藥物減肥，除了會有很強的「增胖」效果之外，還會導致吃藥減肥者腦、心、肝、腎、子宮、腸胃等等器官崩壞受損，甚至引發精神官能疾病（憂鬱／躁鬱症），現在停止回頭，希望一切都還來的及。

4 留一個營養的溫床給你未來的寶寶

近十年來，有不孕困擾的夫妻不斷增加。根據研究報告，除了外在環境污染因素，造成男性精子品質、數量逐年惡化低下之外；我發現，女性生理狀況不良也占了非常大的主要原因。

母體健康，寶寶才會健康

以下是我遇過很典型的「內分泌失調」的案例。

曉育是個二十歲的漂亮女孩。來營養門診時並不完全爲了減重而來。她最主要是因爲斷斷續續吃了幾年的減肥藥物，把身體功能弄壞了！月經已經快一年沒來，就算吃了調經藥打了催經針也依然不來。

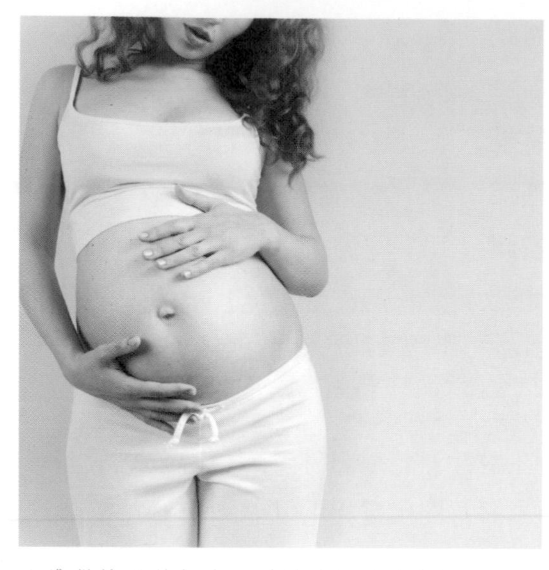
↑準備懷孕的婦女，前就多注意飲食習慣，才能培養出優秀好體質的下一代。

根據我的經驗判斷，她的卵巢機能應該已經出現問題了！她來營養門診時，除了想減重，最重要的是希望我能利用飲食計畫，把她的身體機能調整回來。

她告訴我說：「我不敢再碰任何減肥藥物了！」我當時很心疼，她這麼年輕就有嚴重的內分泌失調，以後還要生小孩，當媽媽。如果月經從此不來，那該怎麼辦？所以我幫她很仔細的安排了少量多餐的營養計劃；補充大量的細胞營養素。除了可以瘦下體脂肪，還希望她的器官能在幾個月後逐漸恢復功能。

不過，幸運的是才不過才四十多天，她的月經就奇蹟似的回來了！她又驚訝又高興，一直感謝我，用對方法眞的太重要了！

兒女的肥胖與否，和母親在懷孕期的飲食習慣有關

近期澳洲的科學家研究發現，除了基因的因素，一般人長大後肥胖與否和母親在懷孕期間的飲食習慣息息相關。

意思就是，如果你是一個體重超重的孕婦，會因爲血糖不穩定的因素，在懷孕期間大吃特吃高脂肪高糖分的食物，你的孩子在將來出生後也

會非常容易成爲一個肥胖的小孩。

所以，過往一些孕婦或是模特兒在懷孕期間對食物毫不節制的「補償」心態，其實對胎兒是非常不健康的。

在新南威爾斯大學所進行的研究指出，母親在懷孕期間的飲食習慣對於胎兒大腦中控制食慾和活動量的因子有密切關係。甚至在懷孕前的飲食習慣都有可能會改造嬰兒成長期間的飲食習慣。

簡單說：如果你在懷孕期間，很愛吃炸雞、薯條，以後你的孩子也會很愛吃炸雞、薯條；你很愛吃糕點、麵包，說不定就會生出個「麵包超人」，有趣吧？

由此可見，飲食習慣眞的是會「遺傳」的；胖媽媽眞是會生出胖小孩。因此，主導這些研究計畫的專家學者呼籲孕婦，應該在準備懷孕前就多注意飲食習慣，最重要的是要讓自己盡可能維持理想體重。並且多攝取高營養食品，遠離垃圾食物，千萬別以懷孕爲由就大吃特吃。這樣才能培養出優秀好體質的下一代。

請切記，孩子的未來，就從你現在健康的身體開始！

5 藝人／名人代言？

常有patient向我抱怨，來參加健康減重計劃前，常買一些藝人或是名人推薦的減肥產品。其實產品不能宣稱減肥療效。但熟悉內幕的人士告訴我們，罰款早已列入廣告預算中。罰款相對利益所得，只算九牛一毛。這些藝人／名人會使盡渾身魅力，口沫橫飛地讓你深信產品：「保證有效」、「兩個月絕對可瘦25公斤」、「不買會遺憾終生」。

「前前後後花了我不下數萬元，聽說有人損失更高達數十萬以上。」

「很奇怪，明明就知道沒效，只要常看常聽，就會忍不住撥電話了！」

「買了之後，吃它個一、兩包就不想再吃了！」

「電話中還有假扮營養師／醫師的人，硬性推銷，黏上你就拔不下來。簡直像詐騙集團一樣。」一旦產品出事被踢爆，只見這些當初拍胸膛保證的藝人，一律撇得一乾二淨，一副事不關己的樣子。

「氣得我先生想把電視砸了！」patient向我抱怨。

遇到這種情況，我只能安慰她們，有個天兵說（也是受害者之一）：「藝人／名人都靠表演吃飯，如果表演得都是眞的，那表演『自殺』時該怎麼辦？下次再看她們表演『減肥有效產品』時，就當她們正在表演好了！氣消了吧？」

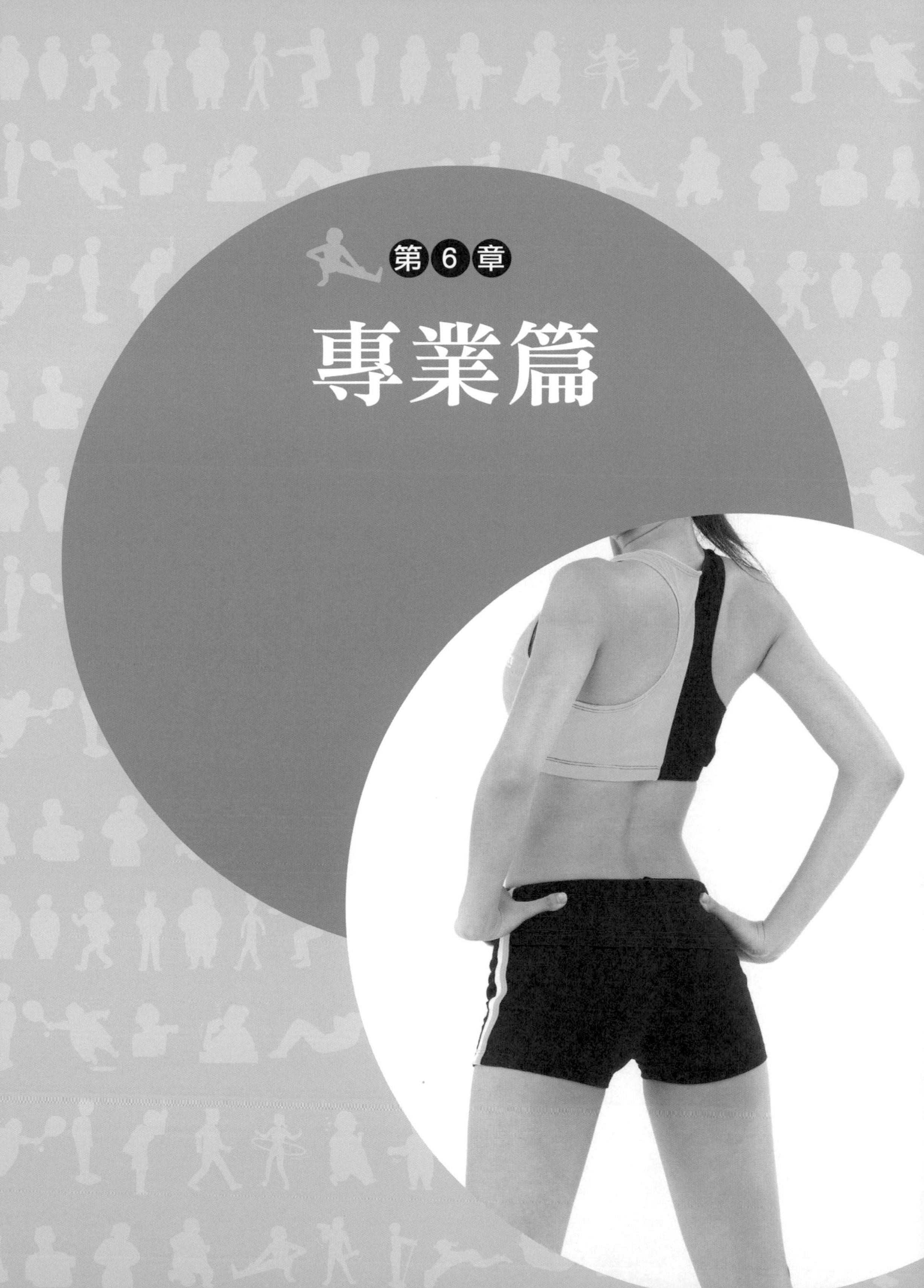

第6章

專業篇

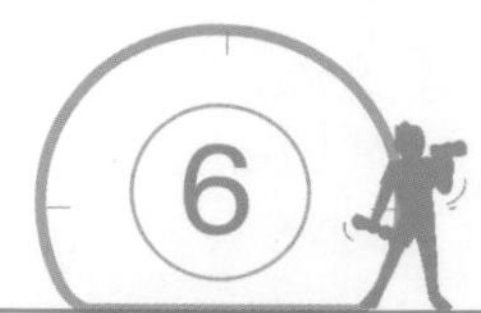

專業篇

1 個性將決定你的命運

當個性可以決定我們的命運時，你選擇做哪一種人？

我記得一位資深的營養前輩曾分享以下的個案：

有一對五、六十來歲的夫婦，或許因爲過往大魚大肉不節制的生活習慣，結果都得了第二類型的糖尿病。無論要如何調控血糖値，飲食的修正是絕對必要的。太太的態度是「反正食物的種類很多，爲了健康，聽醫囑就好了！」可是先生想法就不然「爲什麼會是我？我才不會這麼倒楣！我身體好的很，要我不能順心吃東西，那人生還有什麼樂趣？」

所以，當營養衛教時，太太很認眞遵行，像個努力求好的小學生；先生呢？不能喝酒，他喝甜飲料；要少吃甜食，他糕餅蛋塔照吃不誤；純糖冰品要少碰，他老兄硬是把整盒十枝冰棒全部吃掉！是賭氣嗎？不，是賭命！而且是必輸無疑的結局。

幾年下來，就照著專業書籍上形容的：視力嚴重惡化、失明，傷口久爛不癒，末端截肢，腎性病變，以及突發的昏迷休克狀況，幾乎教科書上的流程，這個固執老先生都全程走過，更可悲的是：從發病到他離世，居然只有短短不到五年。是糖尿病害死他嗎？不，是個性決定了他！

反觀同樣罹病的太太，遵循比較健康的生活型態，均衡營養。並且按時檢測「糖化血色素」，評估身體狀況，努力穩定血糖，維持理想體重。目前還能生龍活虎的參加社區各類型活動，絲毫不覺得糖尿病在她身上有任何的陰影存在。兩種個性，兩種結局。如果是你，會是哪一種？

在我的職場環境中，大多是有「體重問題」和「慢性生活習慣病」的人。面對同樣的問題，因爲個性的不同，處理態度就不同。當然，所得的結果就大大不同。說是個性決定命運嗎？沒錯！個性的確會造就出截然不同的人生命運！

當身體的健康亮起警訊紅燈時，大致上也會遇到以下這三種態度的人：

第一種人，我稱為「任性耍賴駝鳥型」。

就類似上述的「糖尿病先生」，面對身體的健康紅燈問題，首先就是進入「否定患病」階段：以爲不承認自己生病，疾病就可以不算數；不去碰觸它，疾病過程就不會繼續惡化。雖然已經明明知道自己患有「糖尿病」，卻依然過著順心快意的生活，大口喝酒，大塊吃肉，「今朝有酒今朝醉」。

就是這種「拖過一天是一天」的心態，不願去面對問題，解決問題，能逃避一天是一天。一旦等到疾病失控時，往往已經「事情大條了」！

營養師的指南針

我常和營養門診的會員們分享：你想要維持理想體重，適量的品嚐美食，健健康康活到八、九十歲；還是乾脆不管體重，任性的大吃特吃，四、五十歲就和糖尿病、心血管疾病為伍，從此，反而吃東西的限制就更多了！兩種人生，你選哪一種？好吃的東西這麼多，慢慢吃、適量吃可以一路吃到老；狂吃猛吃反而吃不了幾年！

第二種人，我稱為「溫水青蛙等待型」。

這類型的人，他很明確知道問題的癥結在哪裡？如何解決？自己的狀況爲何？也十分關心任何有關醫療健康的訊息。可是反覆思量的結果，他會永遠停滯在「等待」狀態，而老是沒有行動出來。因爲心裡的O.S總是會有「減肥？明天一定開始！」、「多吃喝一點應該沒關係吧？」、「我很忙，實在很難抽出時間來」、「我應酬很多，推不掉，怎麼辦？」、「下星期再開始好了！」、「下個月要出國，等出國回來再開始好了！」

營養師的指南針

如果你真正想做一件事，你一定會找到一個方法；

如果你不想做一件事，你一定也會找到一個藉口。

"Where there is a will, there is a way."

溫水中的青蛙，雖然沒有立即的危險，並不會馬上死亡，可是最終還是在等死。這類型的人，就是有可能讓B型肝炎拖成肝硬化、肝癌；

本來只需減重十公斤卻拖成二十公斤的人；本來只是胸悶、心臟偶有壓迫感，卻拖成心肌梗塞、腦中風的人。

第三種人，「馬上立刻解決問題型」。

這種人通常不會等到情況嚴重，就會積極面對問題了：他們一旦警覺自己有體重問題時就馬上處理體重問題；有慢性病徵兆發生，就開始積極改變生活習慣——該尋求醫療人員協助時就會認眞當個聽話的好病人，該做飲食規劃就開始徹底執行，決不馬虎。

你絕不會從他口中聽到「沒空」、「很忙」、「很麻煩」或是「再考慮看看！」，反而比較常聽到的是「好，我會安排！」、「沒問題！」、「我會盡力配合！」。

當別人稱許他的認眞態度時，他反而會適度幽默的告訴你：「身體是自己的！如果現在我用『沒時間』當藉口，等到生大病時，時間就很多了——只不過是躺在病床上的時間變多了！」這種人是有成功特質的人！

當個性可以決定我們的命運時，你選擇做哪一種人呢？請記住——生命和健康是不容等待的！

2 營養不良的虛冷水腫型肥胖

一看到這個主題，很多人一定會以爲看錯了！肥胖的人不是都很怕熱嗎？怎麼會是虛冷體質呢？

血液循環不良

其實，一般人的印象是通常是：胖的人怕熱，容易出汗。但是在我的經驗中，怕冷、不流汗、而且肥胖浮腫的人，其實也是非常多的。

有些人的胖並不是眞的肥胖，而是浮腫，就是俗稱的虛胖體質。虛胖往往就是寒冷體質的表現類型。主要原因是身體的血液循環不好。

爲什麼血液循環會不好呢？因爲擁有肥胖、浮腫、怕冷不流汗的人，通常有一個共通的習慣，就是不愛運動或是沒時間運動。因爲懶得動，下半身的微血管就會自然萎縮，導致營養無法送到四肢利用，血液循環越來越差，毒素廢物無法回流，當然也會越來越容易水腫。

新陳代謝變差

有一些過了更年期的媽媽，尤其是肥胖的人，常常一走路就累得不想動的感覺。做任何事都覺得很麻煩，特別懶，越懶就會越胖，越胖就越懶，甚至還會抱怨：明明已經吃的很少了，還是瘦不下來？其實就是新陳代謝出了問題。

身體體溫正常的人，新陳代謝正常，喜歡活動，充滿活力，就不容易肥胖。而體溫越低的人，新陳代謝差，就越容易肥胖浮腫，而且怕冷、不出汗。更糟的是，她們通常慢慢會變成惡性循環，使的身體的下半身越來越腫脹。

我們怎麼檢測自己是不是屬於寒冷體質？以下有幾個選項，可以提供作爲參考：

寒冷體質檢測表

是	否	體質徵狀
		一到傍晚，腳就有些腫脹
		下肢特別寒冷
		到了秋冬天就會冷得睡不著
		長時間站立之後，腳步感覺像木頭一樣 上廁所有尿不乾淨的感覺，尿量通常很少
		體力衰退，無法承受長時間的工作

		容易上火、頭昏、口渴
		常會腰酸背痛，容易疲倦
		晚上常往廁所跑
		常常拉肚子
		容易便秘
		皮膚黯淡無光
		不容易上妝
		覺得自己有些貧血
		有經痛的現象，或是月經不來

如果你符合的項目有五個以上，那麼，你是寒冷體質。如果更多，那麼，肥胖、浮腫已經慢慢在你身上發生了。而且如果不改善，身體只會越來越胖，越來越腫，甚至到無法控制的程度。

預防寒冷體質的方法

寒冷體質的由來是什麼呢？有沒有預防的方法？

原因一	沒吃或是吃錯早餐
分析	早上起來。經過一個晚上的休息，身體各種器官也開始甦醒，開始活動。如果沒有提供足夠的蛋白質營養，或是光吃讓血糖暴起暴跌的高糖分食物：例如稀飯、麵包、甜飲料等等，長期下來，就會造成器官的蛋白質流失。當必須營養素不足時，例如是腎臟，就無法製造新的細胞，當細胞漸漸死亡，就會造成部分功能不全。這

	在健康檢查的腎臟功能部分是無法檢測出的。但是你自己會很明顯的知道，腎臟功能不佳，身體容易水腫。
預防重點	早餐吃的好，多吃高品質的蛋白質。

原因二	經期吃冰冷的食物
分析	女性在生理期是體溫最低的一個時期。這時候吃冰冷的食物，會使子宮寒冷，血液容易結塊，使經血排出困難，毒素廢物殘留體內。甚至會產生經痛和以後的許多生殖系統問題：子宮內膜異位、子宮肌瘤、水瘤等等。
預防重點	生理期要注意保養，不吃生冷食物。

原因三	吃過量的糖分
分析	糖分吃太多會形成中性脂肪。中性脂肪堆積在血管當中，會造成為血管漸漸萎縮的現象。如果生理週期想攝取糖分，最好是吃黑糖類食品，因為黑糖中含有許多抗氧化物質，對身體有較好滋補的效果。
預防重點	不要吃太多甜品，攝取過量的糖分。

原因四	吸煙，精神壓力太重
分析	睡眠起居要正常。更年期婦女更該攝取充足的營養，這些都是預防寒冷體質，預防因為水腫而引起的虛胖體質的基本要件。
預防重點	戒菸、適時紓壓。

改善寒冷體質的食物

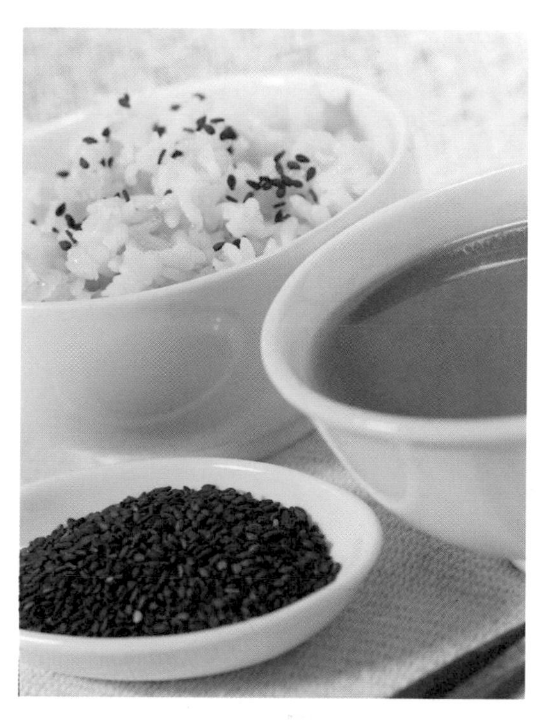

有沒有哪些食物對寒冷體質的改善有幫助？可以在日常飲食多多食用？

其實對人體有好處的天然食物非常多。大原則是——深黑色的食物對寒冷體質的改善有很好的效果。例如：黑豆、黑糯米、芝麻、紫菜、海帶木耳、黑棗梅、葡萄乾等等，不過還是要均衡搭配各類食物。

如果你的症狀還不算太嚴重，飲食治療是你唯一而且安全有效的方法。

寒冷體質為什麼會造成婦女浮腫虛胖呢？

當身體寒冷時，一般女性不僅是下半身，甚至是臉部，全身上下都會出現浮腫現象。因爲浮腫，就誤以爲是肥胖。而滿腦子想要減肥。用的方法又是錯誤的極端減肥法：例如吃了一堆減肥藥物，或是只吃水果蔬菜，或是只吃肉，不吃澱粉。

這些錯誤的減肥方式，不但不會成功，還會讓你營養失調，器官衰弱。長期下來，會造成肝臟、心臟、腎臟功能不全。當腎功能不全時，首先就會出現水分代謝不良的情況。所以說，想要避免腎臟發生代謝障礙，首先要做到飲食的均衡。

早餐一定要吃得營養。讓內臟蛋白質不要流失是很重要的。否則因爲內臟功能不全，吃下去的東西無法代謝成爲有用的胺基酸，反而成爲亞硝胺、阿摩尼亞等代謝毒素。如果腎臟又無法有效排毒，造成下半身的循環不良，身體當然會越來越腫，越來越胖！

肥胖的成因非常多。甚至每個人的體質都或多或少不一定相同。有的人是遺傳體質的肥胖；有的人是新陳代謝不良的肥胖；有的人是內分泌失調的肥胖；也有人是飲食習慣不良，生活習慣不好的肥胖。

肥胖原因不同，減重方法當然也不同。例如：常有人問我，爲什麼中年婦女的下半身肥胖很不容易消除？該怎麼減才瘦的下來呢？

在醫學上的研究，女性在30歲過後，新陳代謝率就會不斷變慢，特別是體重越重，體脂肪越高的人。連自己都會覺得，年輕時怎麼吃都不胖，怎麼一旦發胖後，吃什麼都胖！

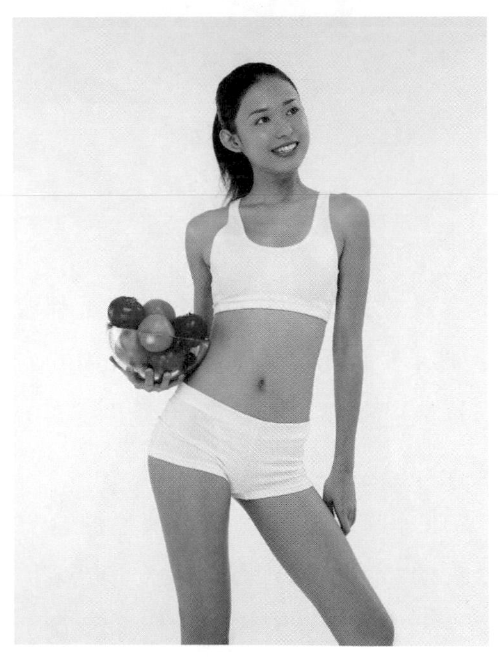

其實，這些很可能都是因爲寒冷體質，造成體重／體脂肪過高；或是飲食方法錯誤，而引起的新陳代謝率失調，體脂肪不容易轉換代謝；而喝水後體重會增加不容易排掉或是容易水腫，就要懷疑是不是腎臟或是心臟的功能出了問題。

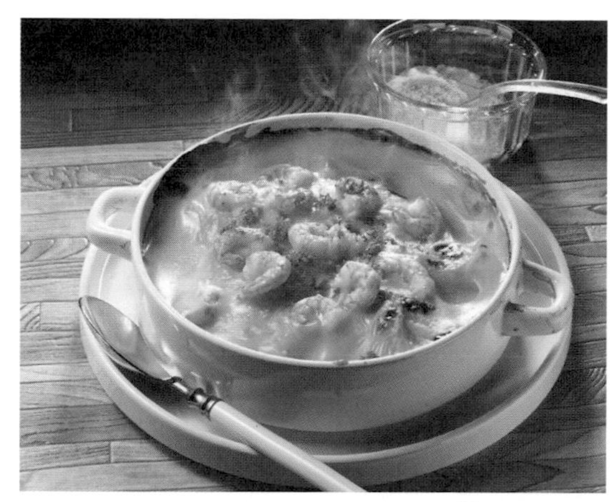

所以如果你的年紀已經超過30歲，一定要想辦法維持理想體重，養成良好的飲食和運動習慣。預防自己的體脂肪過高。一旦有發胖的情況，或是明顯已經發胖十幾二十公斤了，就要想辦法減下來。否則因爲代謝率作怪，你只會越來越胖，發胖的時間越久，減重的困難度就會越高。

如果你的腰圍已經超過80公分。而且常有不明原因的身體酸痛，呼吸不順暢，或是很容易疲倦、沒精神，老是覺得睡不飽，沒體力。另外，很喜歡吃高澱粉質的麵包或甜點。常會覺得有低血糖，頭昏眼花，心跳加速的現象；皮膚敏感，容易搔癢。甚至身體長出小小的脂肪顆粒；便秘或排便次數過多；月經週期很不穩定等等。這些都是身體給我們的警訊，表示體內的代謝功能已經亮紅燈了，繼續讓體重往上，就會越來越難減了！

3 食量超大的血糖型肥胖

許多肥胖的人會有一個困擾——以爲自己的食量超大，所以老是吃不飽；又常聽說減肥要「少吃多動」才瘦得下來，很怕一減肥就必需「挨餓」、「吃很少」，所以就乾脆放棄減肥！

其實，「食量」是一種習慣，喜歡吃的「食物種類」也會成爲習慣。

根據我的經驗，食量大的人，身體的脂肪組織和肌肉組織都會比較發達，而且結實。簡單說，不是虛胖體質的人；而是確確實實吃胖的人。

食量大的人會有哪些問題呢？

食量大的人，難免會吃進過量的碳水化合物和脂肪。這兩大類食物／食品，都需要動用到胰臟分泌的「胰島素」，來消化代謝它們——吃越多，胰島素就必需分泌越多；胰島素的量多，血糖值會降低。當血糖值降低時，人體很容易產生饑餓感，就又大量吃進食物，來達到提升血糖的飽腹感。

所以就可以得知——爲什麼食量大的人老是覺得吃不飽，因爲他一直在「血糖」和「胰島素」的交互作用下，惡性循環著。

若又沒有適當的運動，將過多的脂肪代謝利用掉，就會讓自己逐漸肥胖。人一旦肥胖，胰島素的感受性會降低，得到「糖尿病」的機率就會增加了！

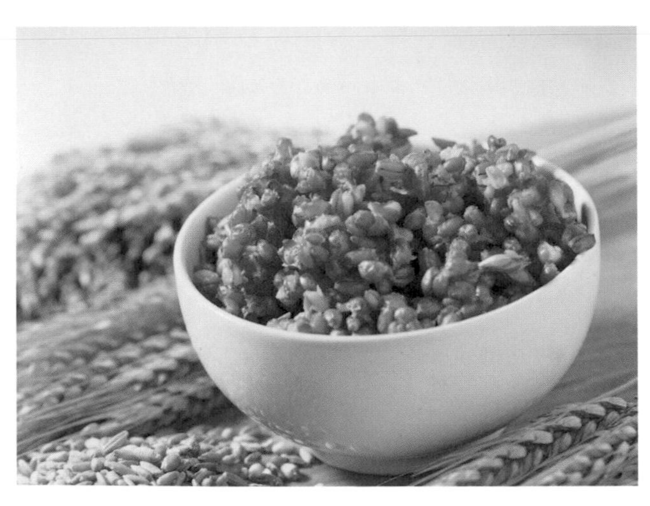

所以，如果你是這類型的肥胖（食量超大的血糖型肥胖）更應該積極減肥，來讓自己成爲一個食量正常的人，才不會因此得到麻煩惱人的糖尿病。

如何才能讓食量變小，吃得飽呢？

根據經驗，選擇「對的食物種類」非常重要！

如果你老是吃不飽，或是吃東西的速度很快，那麼，你應該嘗試選擇吃富含蛋白質和高纖維質的食物種類；並且吃適量的碳水化合物和不吃油炸（油煎）食品，也要調整用餐時，吃下食物的順序。例如「三菜一飯的吃法」：

1.先吃兩大碗的高纖蔬菜。

2.再吃富含蛋白質（魚、肉、豆、蛋）的食物。

3.接著吃下一大碗的高纖蔬菜。

4.最後才吃澱粉類的食物（米飯、麵食）。

整個用餐過程最好緩慢進行，慢慢咀嚼。一段時間後，你可能會突然發現，自己的食量縮小了，好像比較容易吃飽了！甚至，居然瘦下來了！

那麼，恭喜你！終於脫離「吃不飽」，越來越胖的惡性循環；開始進入到「容易吃飽」，越來越瘦的善性循環裡了！

4 減肥的關鍵在營養——食物好？還是營養食品好？

人類眞的會因夢想而偉大，前提是：如果我們不自大。

「交通」VS「快速的高鐵」

這半年以來，如果有需要南來北往（台北／台中），「高鐵」是我交通工具的不二選擇。如果不是親身體驗，你很難想像四、五十多分鐘就可從台中抵達台北或高雄的輕鬆愉快指數有多少；如果不是親自嘗試，你也很難體會到除了以往冗長疲累的路程（約二至三小時車程），還有另一種全然無負擔的交通方式可選擇。

這種情形足以證明：人類歷史性的突破與進步往往都是在少數人的專業堅持，與大多數人「不看好」和「唱衰」的衝突下，艱困誕生。

這讓我想起：據說，人類祖先第一次看到因雷擊樹木所產生的火焰時，還以爲遇到了「妖怪」，因而嚇得魂飛魄散；在台灣也有部分人因爲受了負面媒體的影響，一開始就抱持主觀的消極態度，除了不想了解「高鐵」所能帶來的安全便捷舒適，就連給自己客觀嘗試「高鐵」是好是壞的機會都沒有。

人生的道路其實可以無限寬廣，永懷希望，因爲「心有多寬，路就有多寬」。

但是，如果你還是不肯踏出一小步去試著體驗四十多分鐘便利的「高鐵」，繼續堅持要用兩個小時以上的交通方式（相同路程）甚至也可以徒步走它個幾天幾夜，我也實在無話可說，愛莫能助。

因爲「自以爲是」往往比無知要來的傷人更深；「謙卑學習」才是人類之所以能夠繼續進步的原動力。

「飲食」VS「營養補助食品」

談到食物好？還是營養補助食品好？以我認爲，其實都很好，就看我們如何根據自己的身體狀況善加運用安排。

所謂的「營養補助食品」，就是以自然界的食物爲原料，利用現今食品科學技術，萃取提煉當中的有效濃度和特殊成份，用以補充人體或動物體的營養不足之處。「營養補助食品」這是在你我老祖先「吃粗飽」的年代，想都不敢想像的時代產物。

「交通」之於「快速的高鐵」就如同「飲食」之於「營養補助食

營養師的指南針

以我對人體多年的觀察，「人類的身體很奇妙但並非完美」，正因為人生而不完美，我們更應該要以謙卑的態度來看待自己的身體；以求新知的態度來期許自己的身心靈更健康。

如果你現在是個身強體健，無病無痛的年輕少年郎，因為生理狀態正處於人生的頂峰，器官功能運作一切正常，各類酵素充沛，內分泌系統穩定：食物的消化吸收可以達到最理想的狀態，「食物」對你身體的有效利用率的確很好。

但是，如果你先天遺傳基因有些許缺陷，導致體質不佳；或是曾經過度操勞自己的身體；還是已經年齡漸老，新陳代謝開始遲緩，合併有肥胖或是新陳代謝方面的問題，甚至內分泌系統也失去穩定。聽從專業人員的建議（不鼓勵道聽塗說，亂吃一通），適度補充「營養補助食品」，並且和一般「食物」一起協同輔助你的日常營養，強化身體機能，往往會有令人意想不到的正面效果產生！

如果你還是對專業人士建議的營養補助食品存有疑慮，給你個提議：去搭搭「高鐵」吧！然後在車上想想，你是否應該也給自己日漸衰老的身體一個搭搭「高鐵」的機會呢？

品」，端看你的需求和運用。

同樣的，就像有人壓根不想接受「高鐵」所帶來的方便性一樣；也有人因爲不了解人體生理結構和食品科技的進步程度，一昧只認爲「我只要吃食物就夠營養了」甚至打心底認爲「營養保健食品都是騙人的」所以就會連給自己身體一次調整機能的機會都失去了！

5 橘皮浮肉組織VS肥胖

只要是女性朋友，一定知道什麼是「橘皮浮肉組織」，因爲百分之八十以上的女性身上都有或多或少的橘皮浮肉組織。

你一定好奇想問：橘皮浮肉組織形成的原因是什麼？簡單說有以下原因：

1.飲食中攝取過多的熱量

2.賀爾蒙作用（女性較男性容易產生浮肉組織）

3.淋巴系統運作不良

4.脂肪過度飽和

5.缺乏有效運動

6.壓力

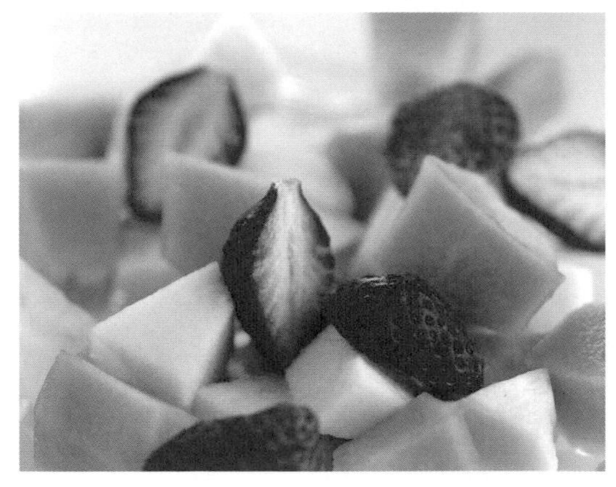

一般說來，脂肪增大型的肥胖，可以藉由飲食和運動來消除。但是橘皮浮肉卻不容易消除，因爲它已經不是單純的

脂肪組織，而是由脂肪、水、廢物和結締組織硬化所構成的物質，特別容易在女性的臀、腰、腹、大腿和上手臂內側形成不良團塊。

當其它部位的脂肪，因爲減肥而消失時，橘皮浮肉卻會偏偏留下來——用手捏它會有類似橘皮狀的蜂窩組織，讓身體肌膚失去光滑平整，顯得老化鬆弛。

藉由正確的營養飲食調整，和健康的生活型態。矯正和預防浮肉是可以做到的。

值得注意的是，橘皮浮肉和肥胖有一個共同的特性——如果不去處理改善，它會從小部分的循環障礙，變成大局部的嚴重問題。

所以，「越早處理，越早改善」才是面對身體問題的有效對策！

消除橘皮浮肉四大方法

方法	療法名稱	說明
一	重點飲食療法	很多人在減肥食，常常為了減低熱量（卡路里）的吸收，而忽略了飲食中均衡營養素的攝取——尤其是蛋白質和維生素。因此應該由專業人士規劃出正確有效的減重飲食療程，並且努力配合，只有這樣才能達到事半功倍的效果。
二	行為療法	改變自己不良的飲食習慣。少吃高熱量的食物、零食、糕點。但是一定要吃早餐並且加強運動。

三	物理美體療法 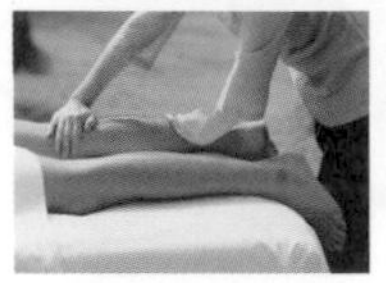	專業的美容師或理療人員運用有效的護理產品，加上特殊淋巴引流手技，可以在一定時間內達到明顯的效果。
四	運動療法 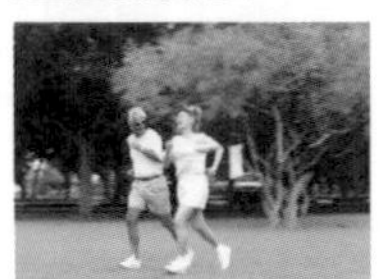	定時勤做游泳、騎腳踏車、慢跑等運動，消耗過多的體脂肪，增加心肺功能和肌肉的力量。

6 有浮肉的瘦小姐

一般人總以爲只有肥胖的人才上營養減重門診，其實並不全然。

我常常會遇到有些女孩子，她們看起來並不胖，可是會向我要求，希望自己的局部，例如肚子、臀部、大腿、小腿再瘦一點，再結實一點，不要讓肥肉軟泡泡的晃來晃去。

橘皮浮肉組織上身

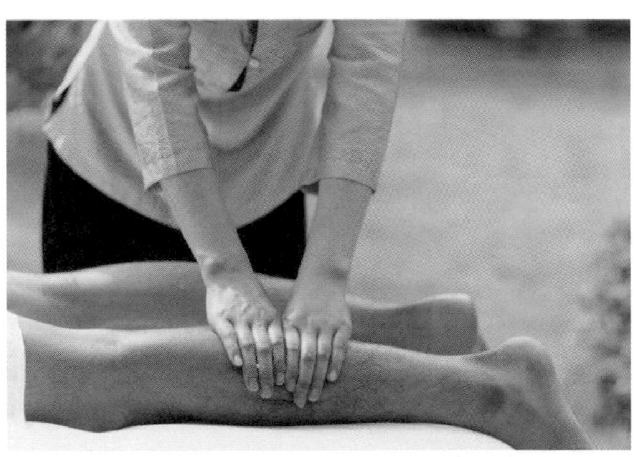

在營養門診中，我們是把這類型的軟泡泡美女，歸類在局部肥胖的範圍中。她們多半是屬於浮肉型的肥胖，別人總覺得她們穿上衣服的外表尚稱苗條，只有她

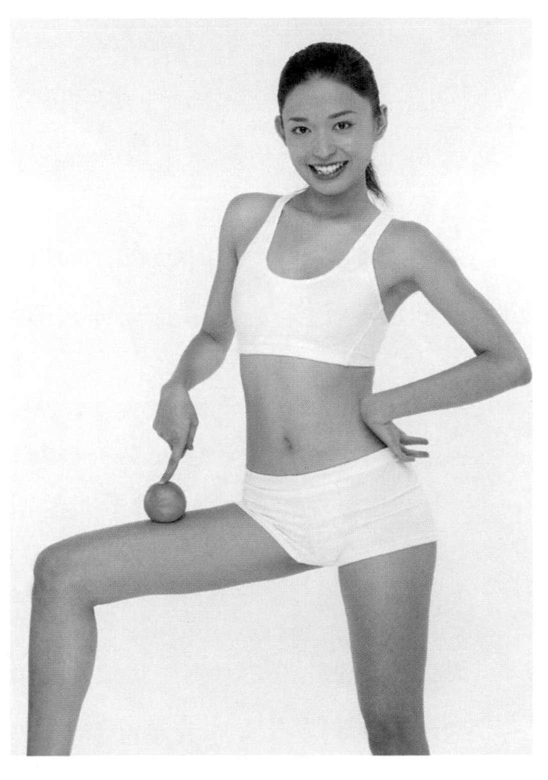

們知道自己脫下衣服後的局部是一團一團的，就是我們俗稱的橘皮浮肉組織。

什麼是橘皮組織呢？顧名思義就是皮膚狀態像橘子皮一樣坑坑凹凹不平整。你可以簡單的做個自我測試，在你覺得肥胖的部位，例如大腿的地方，你用手往大腿一推擠，如果有凹凸不平，皺巴巴的現象就是了；狀況更糟的，連小腿輕輕一壓就有。有橘皮組織的人，通常局部的代謝會比較差，而且身體看起來也會比較臃腫肥厚。包括賀爾蒙、遺傳、種族以及長期不當的飲食習慣等等都會影響橘皮組織的形成。

特別是肥胖的女性幾乎都有橘皮浮肉組織。但是也有一些外表不胖，長時間坐著上班的女性，有很嚴重的橘皮團塊。你一定常看到有些女生的身材是上半身扁扁瘦瘦的，下半身卻粗粗壯壯的；或是瘦瘦的女生，大腿兩旁就是多個一團一圈肉來破壞整體線條，很多女性會覺得自己大腿外側簡直像兩團難看的「馬鞍袋」！

為什麼會有橘皮浮肉產生呢？

橘皮浮肉簡單地說就是：變形的脂肪細胞。我們人人都有脂肪細胞。特別是女性的體脂肪受賀爾蒙訊息的影響因素，先天會比男性來得厚又多。

當我們突然發胖或是因爲錯誤不良的飲食習慣，就會讓你大腿、臀部的脂肪細胞變多變大。當脂肪細胞不斷累積、肥大，就會往上推擠到眞皮

營養師的指南針

我常打比方，你身上的橘皮浮肉就像不流通的水池，會累積髒東西，會發臭，所以胖的人循環不好，也常容易有水腫的現象發生。所以肥胖的人常會戲稱自己的體質是連「喝水都會胖」的易胖體質，更貼切地說應該是循環代謝出了狀況才對！

橘皮浮肉的主要來源就是肥胖組織。吃對食物，健康減重，會有一部分的改善，不過已經產生的浮肉組織還是不容易消除。特別是原本體脂肪就不高的局部肥胖。我通常會建議還沒有橘皮組織的女性，除了繼續維持理想體重外，最好也能養成一個規律持續的運動習慣，讓心臟循環系統健康順暢，就較可避免橘皮組織的產生。

若是已經有了橘皮組織，也不妨可以尋求一些專業機構的被動式的淋巴代謝療程。藉由物理性的手部推展技巧，協助加強自體局部循環，讓不流通的局部，重新通暢起來。

組織，當脂肪間隙變小，就會不斷擠壓到細小血管，導致局部的靜脈淋巴血管不通，然後毒素、水分、二氧化碳積在一起，脂肪細胞糾結，細胞間質中的黏多醣體過度聚合形成團塊。

初期還是軟的，可是如果不去理會它，團塊就會越來越硬，由小局部變成大局部，影響到局部甚至全身的循環，讓你會越來越胖。

7 局部減肥，可行嗎？

在接觸了數萬個減重成功案例後，我可以很明確的告訴你：局部減肥是可以做到的！

不過有一個重點前提，當局部尺寸變瘦時，一定會伴隨體重／體脂率的下降；換句話說，當你的體重／體脂肪下降時，才有機會瘦到你的局部尺寸！

其實，這是非常合理的。一般會有局部肥胖的人，多半也是屬於體重／體脂肪過高的人。只不過因爲先天骨架體型和飲食生活習慣的個別差

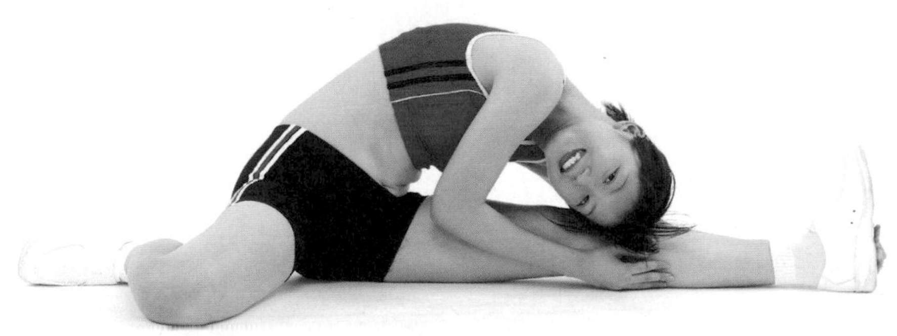

異，肥胖的部位會有所不同。

例如：大部分偏好吃碳水化合物、高澱粉質、高糖分食物的人，會累積較多三酸甘油酯（TG）在體內的腰腹當中，屬於「腹部肥胖」；另一種比例也很高的局部肥胖（以女性居多），屬於「臀腿肥胖」，下半身的浮肉組織增生很多，幾乎像西洋梨的形狀。這類人的肥胖除了脂肪累積之外，還有伴隨下半身循環不良的問題。

要如何才能瘦到局部尺寸呢？

就是要利用減重時，體重正在下降的黃金時期，協助局部區塊的循環加強（如：腰腹、臀腿、手臂、小腿等等）。這些方法在本書後面章節的「加強循環」減重法中有詳細的解說，你不妨可以試試看，說不定會有很好的效果出現喔！

8 亡羊補牢——一根香腸的悲哀

這是讓我在去年覺得很難過的一則新聞。我每提一次就錐心難過一次——雖然我並不認識這個孩子……

對一般人而言，這或許只是曇花乍現的新聞，但對這個小孩而言，是他全部的生命，一輩子僅此一次的生命。在他發現事情的嚴重程度時（大腸癌末期），他已經只剩四個月的生命，一切為時已晚。

是我們的環境害了他嗎？還是我們的教育忽略了他？因為他還是個不懂事的孩子啊！

我甚至覺得非常遺憾，如果有人肯多花點時間告訴他，燒烤食物含有很多致癌物質，不能多吃，當然更不能天天吃；如果有長輩同學可以多關

國內罹患大腸癌　愈趨年輕化

國內罹患大腸癌的患者，有愈來愈年輕的趨勢，台中一名國二生從小學開始每天買一根烤香腸當點心吃，五、六年下來，有天突然腹痛，到醫院檢查後發現，居然得了大腸癌末期，四個月後病情惡化，不幸離開人世。

燒烤盤上烤得又香又紅的烤香腸，讓人幾乎無法抵抗它的美味，但小心它成了健康殺手，一名國小男生每天放學後都要向校門口賣香腸的攤販買一根烤香腸當成點心吃，即使上了國中，還是改不了愛吃烤香腸的習慣，沒想到這美味的點心卻讓他成了最年輕的大腸癌患，最後還賠上性命。

台中榮總大腸直腸外科主任王輝明指出：「肚子痛來診斷，就是有症狀做大腸鏡，發現是左側大腸癌，開刀進去已經都擴散了，腹腔內都擴散了，所以四個月就不行了。」

小男生的家人沒有癌症病史和基因，家人飲食正常，致命的原因就出在小男生天天吃的烤香腸。王輝明表示：「硝酸鹽添加在肉類裡面，就是保鮮看起來很紅很紅，比如說香腸臘肉火腿這類這些硝酸鹽吃到肚子後，會跟細菌作用產生亞硝酸胺，是很強的致癌物。」

醫師說國人罹患大腸直腸癌的年紀，從十年前的六十歲，到現在已經提早到五－三歲，由於大腸直腸癌初期沒有明顯症狀，等到發現時通常已經是二期三期甚至末期，有的連開刀手術也無法挽救。國人愛吃燒烤油炸的飲食習慣不改，十四歲得大腸癌的病例恐怕不會是最後一個。

新聞記者陳惠美、李岳爲/台中報導

2007/03/06　18:03　et today

心提醒他，下午肚子餓時，不要天天吃香腸，可以改吃比較健康的點心食物；如果學校有營養師可以幫同學們多上些營養養生教育的課程，鼓勵孩子們養成良好的飲食習慣，不要養成讓垃圾食品毒害的「癮頭」。

如果……如果……有太多的如果……是不是這個孩子可以不要這麼小就失去生命？不要因為一根香腸，讓生命終止的如此不甘。

如果，從今而後，多些人出來關心孩子的營養教育，政治人物不要只是在嘴巴上愛台灣，徒讓公帑預算付諸流水，學術單位多用些心思了解學生們的健康學習需求，我們的孩子是不是會比較有機會遠離疾病的傷害，能夠健健康康平安長大，大到足夠去體會人生的無限美好……。

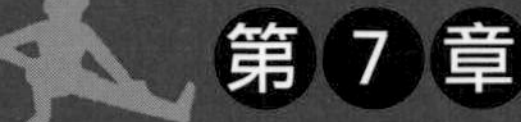

健康減重執行對策

如果你真正想做一件事，你一定會找到一個方法。
健康減重執行對策，現在去做！就對了！

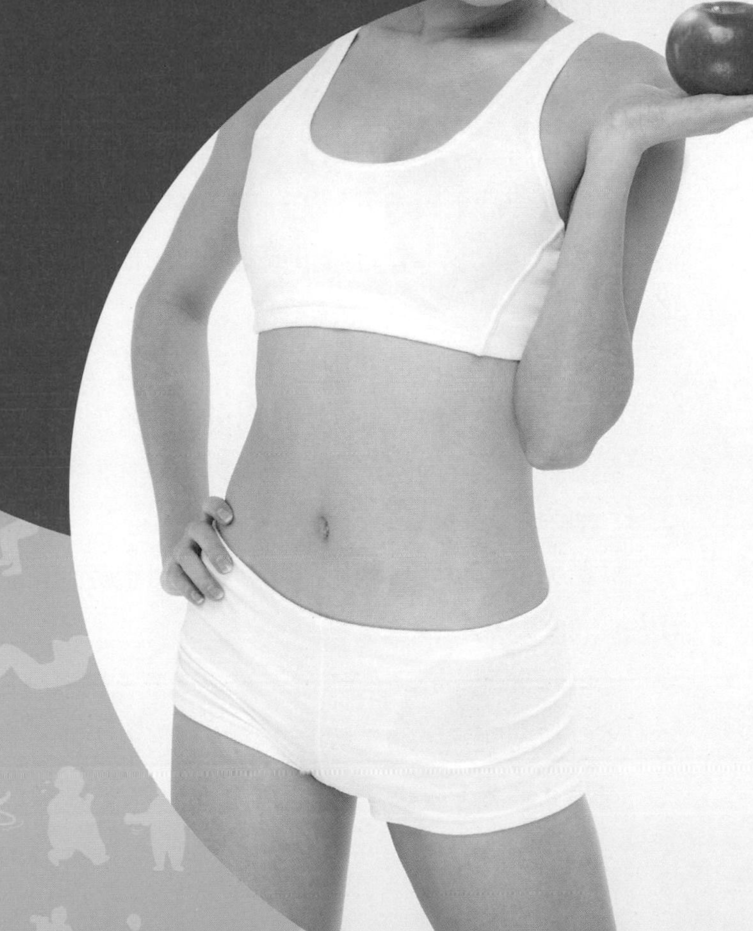

健康減重執行對策

1 重建有機新身體，你應該馬上這樣做！

請相信：你的身體是個動態的有機體——它隨時都在更新或衰老。從前，你可能因爲無知而讓它變胖變老；現在，透過學習了解，你當然可以再次擁有一個健康自在的有機新身體。

想健康減重嗎？「瘦不下來的我」或是「毅力不夠」的我應該怎麼做？隔行如隔山，先諮詢你可以信任的專業人士。

減重前的心理準備

我從事營養工作已經二十餘年了，之所以樂此不疲，是因爲這個工作是個非常有「成就回饋」的工作——我可以在一段時日後，就看得到眼前個案的進步狀況，不管是體重或是體脂率的進展，還是身體健康上的明顯進步。

我常常對尋求協助的個案分析——站在專業的立場，我所能提供的就是我專業經驗的計畫和輔助，那你自己的角色重不重要呢？

當然重要！「開路的是我，走路的是你」，如果空有好的方法，好的規劃，卻不去執行，那也是白忙一場。

很多人會問我：「哪種個性的人減重會成功？哪種容易失敗？」很有意思的問題吧？

我也確實做過分析，發現「尊重專業，認眞執行的人容易成功」。反之，「自認聰明，一知半解的人往往註定會失敗」。

因爲，人體的機能構造再加上歷代人類遺傳基因的演化，你的身體狀況遠比你的想像要複雜許多，所以千萬不要自己想當自己的醫生或是營養師，身體的健康是不能重來的——專業的工作還是交給有臨床經驗的專家來處理，會省事省力安全的多。

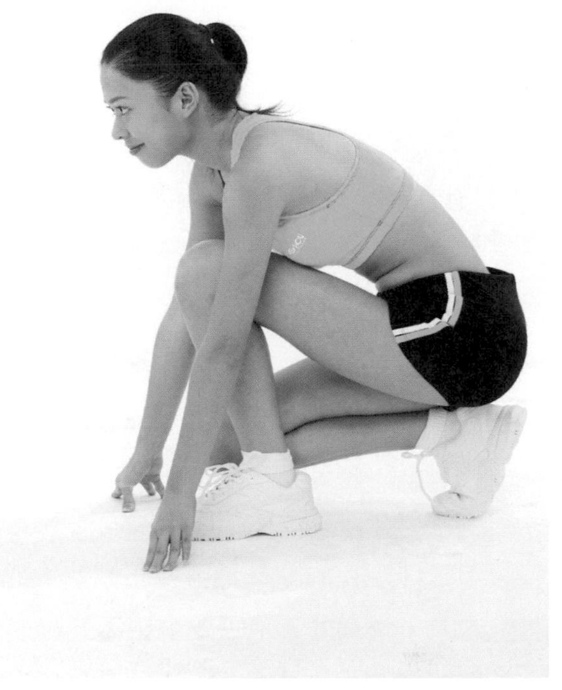

打個比方：你想改造房子，你會去找建築師或室內設計師；你有牙痛的問題，你一定會去找牙醫治療；想生孩子，也該去醫院找婦產科醫師接生才對吧！

如果你想要透過營養規劃，讓自己的身體有五公斤或十幾二十公斤以上的「巨大」變化，不要小看身體的變化，就算只有減重五公斤，對你的心臟、血管、消化系統、內分泌系統都是一次偉大革命。

減重／減肥是為了讓自己更健康

如果你是一個常常想減肥的人（不是病態性的心理疾病），基本上我應該給你正面的肯定與支持。因爲這至少代表你很愛自己！不願放棄自己！

營養師的指南針

你應該找到值得信任的營養師或新陳代謝科的專科醫師（可以放心的是，有專業素養和醫德的醫師不會一開始就要你使用藥物減重），絕對不是隨隨便便找個醫生拿拿減肥藥就可行的；就像不可能去婦產科要求拔牙，去牙科找牙醫生孩子一樣。

給你個衷心的建議：身體健康是無價之寶，來來回回復胖對身體的損害是難以估算的。找對你值得信任的專業人員，給自己的身體一次煥然一新的機會吧！

不管你現在的身材是否理想標準，想減重的人就是對未來還懷有希望期待的人，這樣的人是需要被積極鼓勵成功的，我一直這樣認爲……

你問過自己，爲什麼會常常想減肥嗎？是爲了外表？爲了別人的眼光？還是爲了自己的身心健康呢？

給你一個理直氣壯的減重理由：減重，當然就是爲了讓自己更健康！不只是生理，連心理也會跟著積極快樂起來！

變瘦就是回春療法

根據我長年來的觀察，當一個人藉由外表的轉好改變，例如變瘦、變緊實、變漂亮，會讓心理得到充分的滿足快樂，甚至連體內的各大系統也會積極正常運作起來！眞正無副作用的「回春療法」就該是如此吧！

所以，如果你心理確實常覺得：「我好像又變胖了！」、「衣服越來越難穿了！」、「越看自己越覺得不舒服」、「心臟和胸部常覺得悶悶的！」、「怎麼沒吃什麼也還瘦不下來？」、「身體老是覺得提不起精神」……

那麼，爲了自己的身心健康，你應該大膽肯定的告訴自己，「我需要馬上減重了！因爲，減重／減肥是爲了讓自己更健康！」

2 下定決心！這是「最後一次的減重計畫」

很多人以爲，「減重就是要這也不能吃、那也不能吃！」、「減重就是要非常嚴格地限制飲食！」、「減重就是要錙銖必較的計算熱量！」其實，大家的想法都大錯特錯了！

甚至我還遇過一個「可愛的」法官大人（有代謝症候群，腰圍中廣），在營養諮詢時，居然對我說：「黃老師，我不想活到一百歲啦！」其實我知道他在半開玩笑，當時我希望他避吃含有「反式脂肪酸」的零食糕點，因爲他的血液生化指數很不理想。

「梁法官，你是個好人，多活久一點能利益眾生，我義不容辭應該幫你到底！」

可是你有沒有這樣想過，要積極減重／減肥的目的是「減重成功——才有資格享受美食！」如果放任自己肥胖下去，一旦得到慢性疾病，例如：糖尿病、痛風、三高指數一族，飲食上的限制反而會更多！

體重來來回回是「壞習慣」

更進一步說，我鼓勵我的個案們，一旦參加減重計畫，心態就要準備「這是我這輩子最終的減重計畫！」瘦下來後，維持健康的體態和正常的體脂率，可以直到一輩子——這是我之所以積極努力協助個案減重的「終極目標」！

一般人「胖胖瘦瘦」，體重來來回回的「壞習慣」，是我很不想看到的狀況——因為我知道持續這個壞習慣下去的後果是什麼（體脂肪、內臟脂肪不斷增加，身體負擔越來越重，新陳代謝越來越差。）下場會有多不堪！

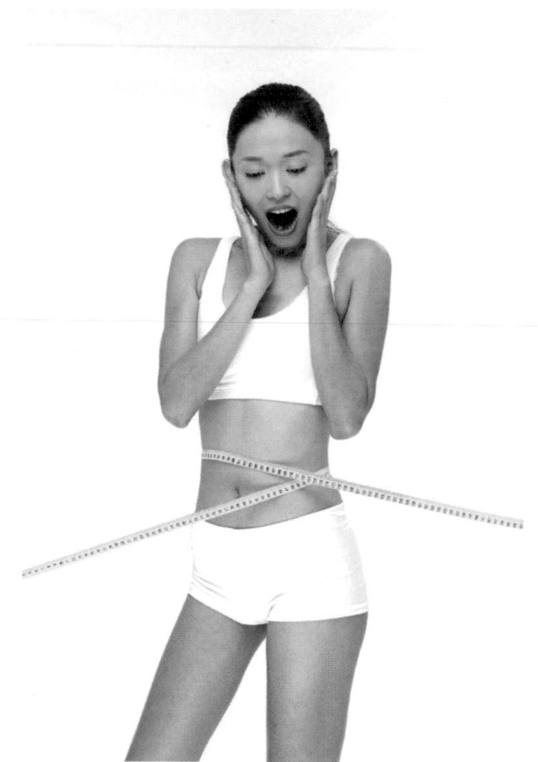

站在專業的立場，能點醒一個是一個。因為，我可不是個希望你每次都只瘦個兩、三公斤體重，胖回來後再減兩、三公斤的人——因為你想過嗎？一輩子都在減肥，天天餓肚子，或是老吃不飽的日子有多悲慘啊！

做健康的瘦子

所以，常常在首次諮詢時，我會向個案表明「如果你只想試著減減看，沒有一次到達理想體重的想法和決心，那就不急著馬上開始，回去考慮清楚再來！」

——我的個案一半以上都是需要減重二、三十公斤的人。

「呵呵！好大的口氣！」我看她們愣住的表情就知道，她們一定不解「減二、三公斤不是比較輕鬆容易嗎？怎麼要我不要減呢？」

殊不知在下本人我有個習慣：我寧可看到我多年前的個案美人回來看我時，依舊窈窕動人，然後微笑等著我大大讚賞她一番（像小學生等著老師誇獎一般）；我也絕不要我的個案瘦沒幾公斤，卻老是「捧錢」回來找我。

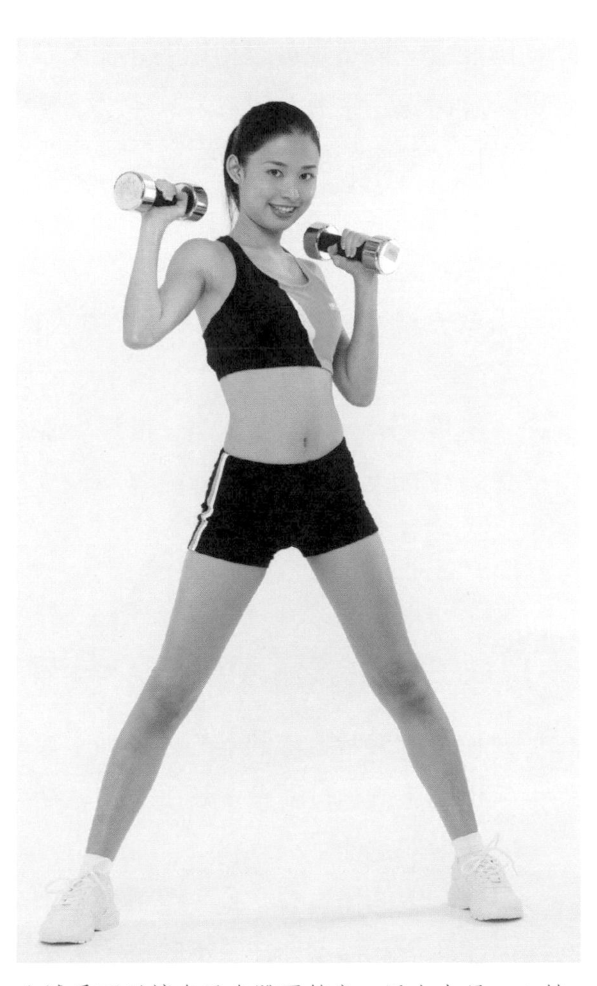

↑減重可以讓自己身體更健康、活力十足，心情也會變得愉悅。

呵呵！好大的口氣！沒辦法，就這樣了！我所以從事營養工作十幾年，越來越有勁兒，是因爲我的工作成就感來自於我的減重個案們。

經過一段時間的規劃、學習、改變，瘦到理想體重的人，平時能夠正常均衡飲食，假日也可以和親朋好友聚聚餐、吃吃美食。最重要的是：聚餐過後會懂得「平衡」回來……。

所以，健康的瘦子，會等於：

「任何美食都可吃」——選擇權在自己，而不是被慢性病控制的飲食。

「聚餐時放心吃」——因為脫離「飲食罪惡感」後，聚餐不再有負擔。

「不用費心計算熱量」——懂得總量管制，就不用神經兮兮過日子。

仔細評估後，你是不是會選擇：減重計畫一陣子，然後健康快樂一輩子！

3 放空歸零自己：像個好學的小學生

我是一個非常講求效率的營養師！意思就是：只要有我的營養規劃，加上減重個案的執行配合，幾乎十拿九穩會達到預期的目標——配合度越好，成效當然越佳。

不管個案的體質有多差，體重有多重，體脂有多高，代謝有多差——我一向能夠信心滿滿地「兵來將擋，水來土淹」。但是，有一種人，會讓人心涼半截，使不上力。結果就會有可能不如預期。

是哪一種人呢？就是自認很聰明的人——在尋求專業的協助當中，還要不斷挑戰專業。

這種人會表示：

「我學過計算食物熱量」——其實減重過程中，食物熱量只能運用參

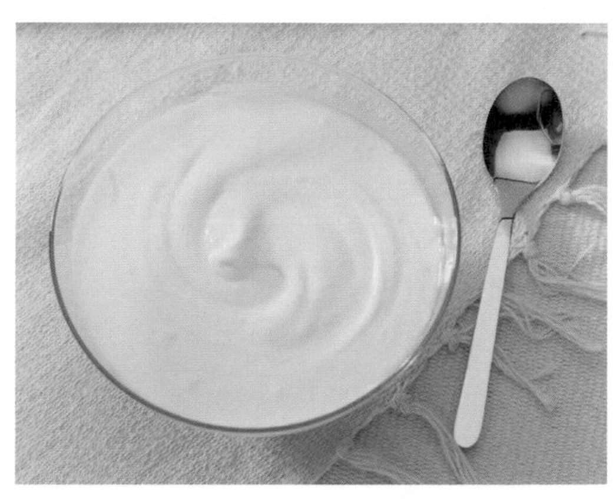

考，營養師如果只會算熱量，大概老早就被黏在牆壁上發霉了！

「我常聽到很多營養學常識」——常識往往是偏方，並不是專業知識

「我曾經一個月瘦下五公斤」——後話是：可是馬上又復胖六、七公斤回來。

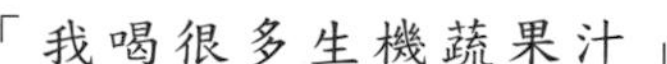
「我喝很多生機蔬果汁」

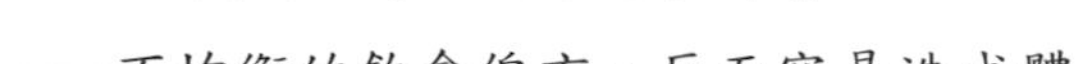
——不均衡的飲食偏方，反而容易造成體質的變異。

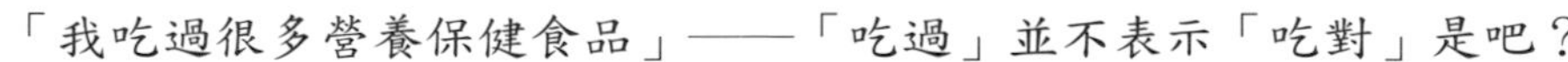
「我吃過很多營養保健食品」——「吃過」並不表示「吃對」是吧？

最大的重點是：她並沒有因為她自認懂很多，而減重成功，身體健康；不止體重逐年增加，身體也囉囉嗦嗦毛病一堆。遇到我這凡事都看「結果論」的理智派，是可想而知為什麼她會瘦不下來——理論和實際運用通常是有很大差距的，這些差距往往會造成結果相去十萬八千里。

「瘦不下來」就是一個事實結果；「瘦不下來」就表示有需要修正的環結所在。但是，我還是會花比一般人雙倍的諮詢時間來導正她的一些錯誤觀念。至於能否成功，「個性將會決定一個人的命運！」

減重路途中的GPS

事實上，我非常鼓勵個案和我討論有關她未來的營養計畫；討論規劃好了，就放空歸零自己，像個認真好學的小學生，開始努力執行，時間到體重到！結果當然會理想如預期。因為，每一位個案在減重或養生的過程

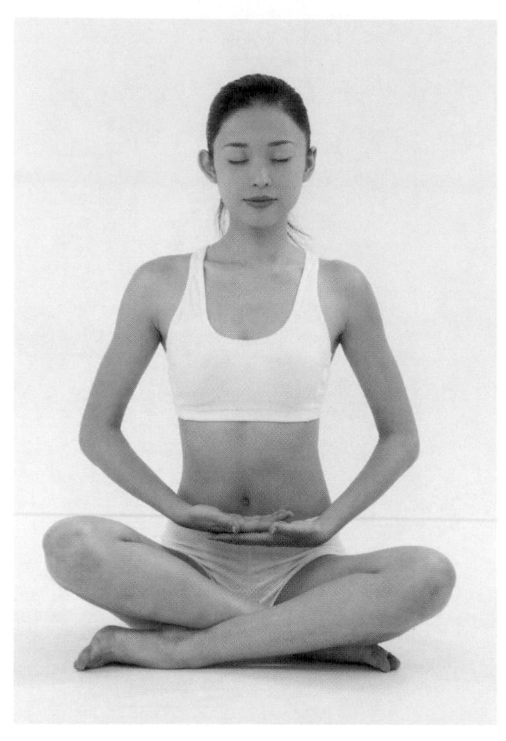

↑在尋求專業的減重協助時，適度地歸零自己，會有意想不到的減重效果。

中，會遭遇哪些問題和困難，早就在我的準備藍圖裡了！

簡單說，我的專業經驗就是個案減重過程中的GPS（全球衛星導航測定系統），這也才能徹底發揮我們身爲營養師的專業功能。不是嗎？

但是，如果個案還是要繼續堅持以往錯誤的生活方式，自以爲是，那麼，說句老實話，就用不著小營養師在下我了。自己當自己的營養師就可以了。不是嗎？

「隔行如隔山」，不管你是總統還是博士雙修，當你需要任何的專業協助時，適度放空歸零自己，反而才是最理智聰明的！

減重的花費

關於收費，減重就好比整牙，大多數人以爲「減重」「瘦身」是很貴的一種花費！在我的認知裡，貴不貴要以效果好不好來定論。如果沒效果，要你花幾百元都不值得；如果確實達到預期的效果，花一筆預算，也值回票價！

至於到底要有多少的預算準備，打個比方：牙齒有狀況去看牙醫，如果單純掛號洗牙，一次只要幾百元的門診費用；如果需要治療牙周病，就需要多幾次療程，多幾千塊的費用；如果需要做假牙，做牙套，就得看假牙顆數多少來加以計費了；如果牙床情況實在太差，不得不植牙，那花費就是以萬計價了！

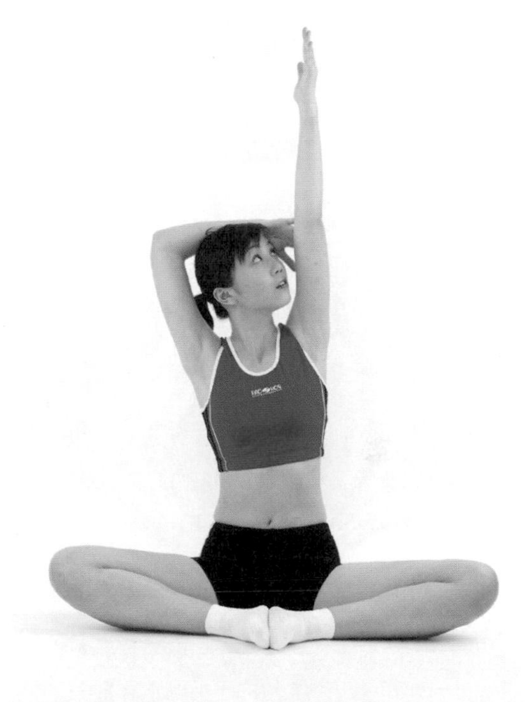

減重／減肥的情況也類同——端看肥胖的嚴重程度來區分收費。有些個案，只需掛號做個諮詢，就可自行回家「減重DIY」了；有些就需要進行一個月或兩個月的短期飲食規劃（每星期回診二至三次）；問題再嚴重些的，浮／贅肉多一點的，就需要附加瘦身療程（被動式的淋巴循環課程）；體重超過百公斤的，肥胖問題較複雜，當然回到理想體重的時間要較久，花費當然就會稍高一點。

但是，整體而言，如果你能夠順利地減重成功，那麼，你在減重其間，不管是時間上的投注或是實際上的費用支出，對你後半輩子生活品質和健康的影響，一定是有價值的！畢竟，自己健康的價值只有自己最知道！不是嗎？

4 首次減重諮詢你該有的準備

請先預約諮詢時間

一個進步成熟的社會，「承諾」和「預約」是一件需要非常慎重看待的事；這代表你對於一件事或是一個人的尊重態度。所以，一旦做出「承諾」，或是和他人「預約」了時間，就盡可能要全力履行。

所以，如果你今天開始，希望自己有一個全新的改變，比如一個全新的減重計畫，或是一個養生計畫的調整開始。那麼，預約一次「慎重」的諮詢時段，是非常重要的！

這關係到協助你的專業人員（特別是醫療從業人員），能夠充分了解你的個人背景資料，生理狀況，還有迫切需要解決的問題，一次理想順利的「首次諮詢」，對尋求幫助的個案是非常重要的！

我通常花在每一個個案的首次諮詢時間，短則三十分鐘，多則六十分鐘以上不只（依問題的複雜困難程度不一定）。

所以，為了讓雙方都有充分的時間可以互相熟悉了解，請務必「提前預約」你個人的諮詢時間，而千萬不要一時興起，當個冒冒失失的不速之客，這可會增加他人的作業程序困擾喔！

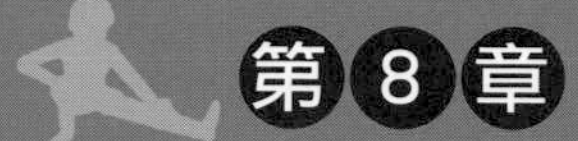

第8章

成功的人找方法

老師的學生們都知道：
如果專業經驗是成功的，你只要跟著「複製」就會成功了！
近朱者赤，近墨者黑；
近肥者胖，近瘦者纖……

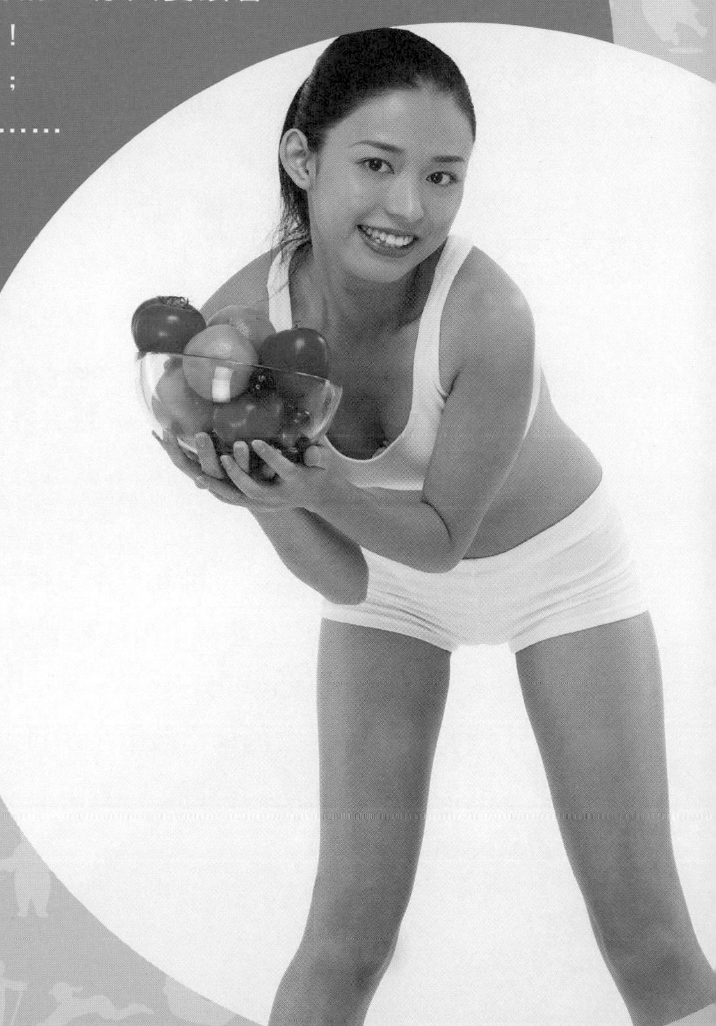

成功的人找方法

1 會瘦的人是和自己的體重「不失約」

每年暑假都有很多母女檔一起來執行減重計畫……

今年這對母女當中的18歲獅子座小妹妹更是超有決心和目標：

第一次諮詢——很準時！不失約！

第一次回診——很準時！不失約！

之後每一次——都準時！不失約！

所以，每一次體重／體脂的下降成績也——超準時下降！不失約！

這樣面對自己體重的的認眞態度，會讓人更想要一口氣協助她們到達理想體重！正所謂自助人助，自助天助！態度將會決定你人生的高度！

我一向認爲，「承諾」和「預約」是一件需要非常愼重看待的事；這代表你對於一件事或是一個人的尊重態度。所以，一旦做出「承諾」，或是和他人「預約」了時間，就盡可能要全力履行——不能無故失約。

因爲，我的臨床經驗證明——越是遵守承諾，遵守預約時間的人，減重的成功機率就越高；復胖的機率就越低。因爲他／她和自己的體重「不失約」！

反之，不把約定當一回事的人，就是常常和自己「體重爽約」的人——越來越胖也一定是必然！因爲會想要一天拖過一天，減重永遠寄望在「明天」……明天永遠再明天……

這是我20多年來的專業觀察，學員的守時「態度」會決定他的減重「程度」！屢試不爽！會瘦的人是和自己的體重「不失約」，這是千金難買的經驗之談喔！

（以下請看「不爽約」的母女體重下降成績……）

營養（體重）進度紀錄表（未完待續中……）

月／日	體重	Diet	備註
06／21	73.4	T31.5	41.4%
06／24	70.8	T31.5	39.2%
06／26	70.2	T31.0	39.7%
07／01	69.7	T31.6	38.2%
07／03	69.0	T31.0	38.6%
07／05	68.5	T30.2	39.8%
07／08	68.1	T31.7	36.4%
07／10	67.8	T31.4	36.1%
07／12	67.6	T30.6	38.2%
07／17	67.0	T32.1	34.5%
07／19	67.0	T31.3	36.3%
07／22	66.7	T31.6	35.3%
07／24	66.0	T32.1	33.7%

↑身教勝於言教——不曾爽約的媽媽，就養出一個「使命必達」的聰明寶貝！（尚在減重中）

2 態度將決定你成功的程度

每個有減重需求的人都是一個特別的個體。困擾你很久的生理問題，絕不可能在電話中三言兩語就可隨便打發，因爲這樣是不負責任的行爲！

所以，如果您有心想徹底解決您體重／體脂肪的困擾，我們很樂意撥出約一小時的諮詢時段，就此改變您往後的所有體重／體脂問題。

回歸你目前的問題：減重／減脂成功的第一步——請來電預約。

營養（體重）進度紀錄表（未完待續中……）

月／日	體重	Diet	備註
06／21	80.6	T31.6	46.4%
06／24	78.0	T31.8	44.2%
06／26	78.1	T32.1	43.9%
07／01	77.0	T33.0	41.4%
07／03	76.8	T33.0	41.3%
07／05	76.6	T32.9	41.2%
07／08	75.2	T33.2	39.7%
07／10	75.2	T32.7	40.7%
07／12	75.8	T32.6	41.3%
07／15	75.4	T32.9	40.3%
07／17	75.3	T34.1	38.1%
07／19	75	T33.2	39.6%
07／22	74.3	T33.3	38.8%
07／24	73.2	T32.3	39.7%

↑從第一次諮詢就「不曾爽約」的18歲小女生——這寶貝的未來，令人充滿希望！（尚在減重中）

個人減重計劃分析＋體重／體脂率達成目標計劃設定（*體重／體脂率測量＋*內臟脂肪指數檢測＋*骨架／脂肪分佈評估＋*生理代謝年齡測量）

我們非常有能力協助你成功，但是機會還是掌握在你自己的手中！

3 近朱者赤，近墨者黑；近肥者胖，近瘦者纖

你聽過下面這個故事嗎？

李嘉誠的司機幫李嘉誠開車開了30多年，正準備退休離職離去。李嘉誠看他兢兢業業了這麼多年，為了能讓他能安度晚年，拿了200萬支票給他，司機說不用了，一、兩千萬還是拿的出來的。

李嘉誠很詫異地問：「你每個月只有兩萬收入，怎麼能存下這麼多？」

司機回答說：「我在開車時候，您在後面打電話的時候說買哪個地方的地皮，我也會去買一點，您說要買哪支股票的時候，我也會去買一點股票，所以到現在也有一兩千萬的資產了！」

這說明你是誰不重要，你和什麼樣的人在一起才是最重要的！

跟著百萬賺十萬，跟著千萬賺百萬，跟著億萬賺千萬。

一根稻草不值錢，綁在白菜上，就是白菜的價錢，綁在大閘蟹上就是大閘蟹的價格。

跟著蒼蠅近廁所；跟著蜂蜜找花朵；跟積極的人在一起，你就是積極的；跟著消極的在一起，你就會烏雲密布。

以上是在網路上流傳已久，很激勵人心的一篇分享文章！

減重亦然——近朱者赤，近墨者黑；近肥者胖，近瘦者纖。老師的學生們都知道。如果專業經驗是成功的，你只要跟著「複製」就會成功了！

再短的路，不邁開雙腳就無法到達；

再長的路，一步步也終能走完！

減重會成功真的需要一點衝動！

4 憑什麼這麼多人成功，我會不成功？

在營養門診裡，常常會出現很多天才型的「驚人之語」。

曾經，有個剛減下26公斤的學生告訴我，當初是因為在營養師諮詢室裡厚厚的一疊減重個案資料，打醒了她。

她說：「老師，我只有簡單想：『憑什麼這麼多人成功，我會不成功？那就減了吧！』呵呵！26公斤ㄟ！好險有給它減下去……」

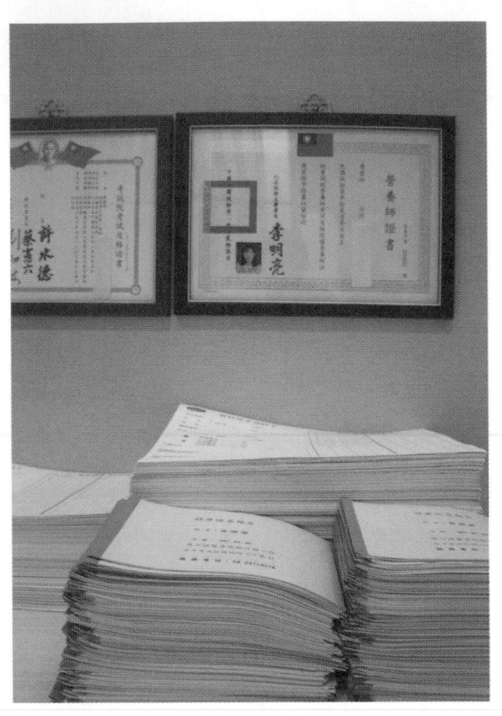

憑什麼這麼多人成功，我會不成功？ →
變瘦＝健康　變瘦＝長壽
變瘦＝抗老回春

5 做好健康長壽的規劃

長壽健康其實是可以規劃的——生命誠可貴，沒有任何比價高……

通常我會習慣在學員的減重過程中，建議他／她們去做個詳細又便宜的血液生化常規＋腹腔和頸動脈超音波掃描（脂肪肝或有無膽／腎結石和頸動脈狀態要透過掃描才知道）。

如果你常做一般「免費」的健康檢查，結果是沒「紅字」——請相信老師20多年的臨床經驗，不是你「沒問題」！而是檢查太「兩光草率」，找不出你的問題所在！

就曾有學員在還沒減重前，每年去做健保卡的健康檢查都及格（因為重點都沒列入檢查），卻不知道自己已經罹患糖尿病（糖化血色素早已飆到13，飯前血糖卻是「正常」），後來心臟病發裝上支架才勉強救回來的……。唉！這樣的醫療內幕，說來話長，改天有空再聊。

檢查內容含：血液（尿液）生化常規（大約100多項，除了一般基礎的血脂肪和各項器官功能指數以外，其中務必要含HDL和HbAlc），這樣才知道是否有潛藏的遺傳或後天未爆疾病的可能。然後在減重過程中，根據檢查結果，提醒他們個人的飲食注意事項和目前肥胖時的高風險食物（不是一輩子不能吃，而是現在「沒資格」吃的食物）。

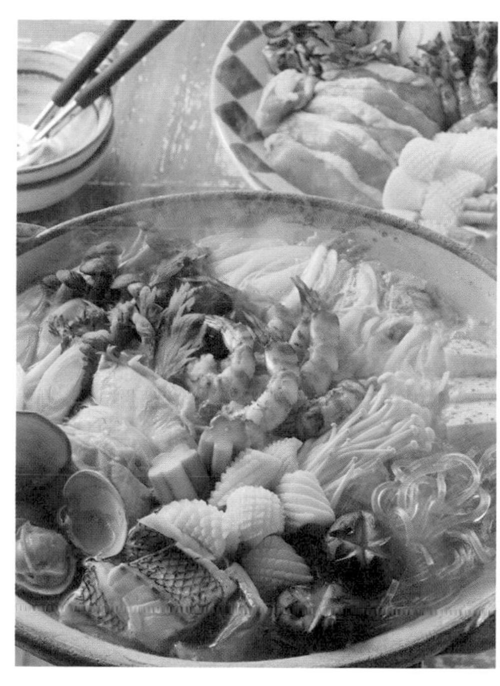

及早預防，及早治療——減重兼改善慢性病指數，我稱為「摸蛤仔兼洗褲」，一舉數得，何樂不為？

你仔細想想，除了一年年費60萬起跳的預防醫學中心，有哪些機構可以用營養飲食在減重過程中，一起改善你的「滿江紅」和「快中風」指數的？而且完全不使用藥物？坦白說，打著燈籠也找不到ㄟ！

所以，有些學員覺得我很有意思（其實是很感謝啦！），認爲天底下大概很少有這種雞婆阿呆的營養師了；花一堆時間，又沒有多賺1塊錢（不小心還會倒貼管銷雜支費用），還每天高高興興不知在快樂什麼？

其實，我的快樂只有自己最知道！呵呵！

6 一步一腳印

再短的路，不邁開雙腳就無法到達；

再長的路，一步步也終能走完！

不用懷疑，老師的學生們——

各種體重（只有48公斤到需要減掉90～100公斤的都有）

各階段年紀（幼稚園小朋友到80歲的爺爺奶奶都有）

各種身高（139公分到195公分的都有）

各種性別（沒啦！想太多，只有男女啦！）

各種狀況（健康的、慢性病的、過去罹癌的、婦科疾病的……）

總之，應有盡有！

之前有個天才學生告訴我：

「以前會瘦不下來，

是因為老是倚靠「想像力」＋「觀望力」（一天胖過一天），

現在會瘦下來是靠「衝動力」＋「執行力」（一天比一天瘦）。」

想想，好像挺有道理的！

再短的路，不邁開雙腳就無法到達；

再長的路，一步步也終能走完！

7 健康減重好處多多

「人們不是因為不相信而不相信，是因為不了解而不相信！」

突然讓我聯想到，有些第一次尋求減重協助的學員，不是不相信別人可以瘦掉十幾二十公斤，而是因爲自己還沒參與了解到減重的正確方法與要領，而不相信自己這次就可以瘦下來——一旦有勇氣給自己機會試它一試，成功了，了解了，也就相信了！

健康減重的好處是：

1.可以減掉10～80公斤的大體重！

——越減越健康，不用擔心猝死或復胖（用減重藥物的副作用）！

2.減重10年後，可以生個健康寶寶後，還是一樣苗條漂亮！

——因爲自己很健康，才有條件生下健康的寶寶。

8 一路吃到老

你知道嗎？一個人一生能夠吃進身體的食物和「卵子」一樣是有「限量」的ㄟ！

打個比方，某某已過世的男藝人，因爲體重高達百來公斤引發心肌梗塞而猝死，就是將原本可以吃到八、九十歲的食物，「趕進度」在四十歲之前就吃完了，人生也就提早落幕了。

吳小姐163cm減重前後對照圖

Before

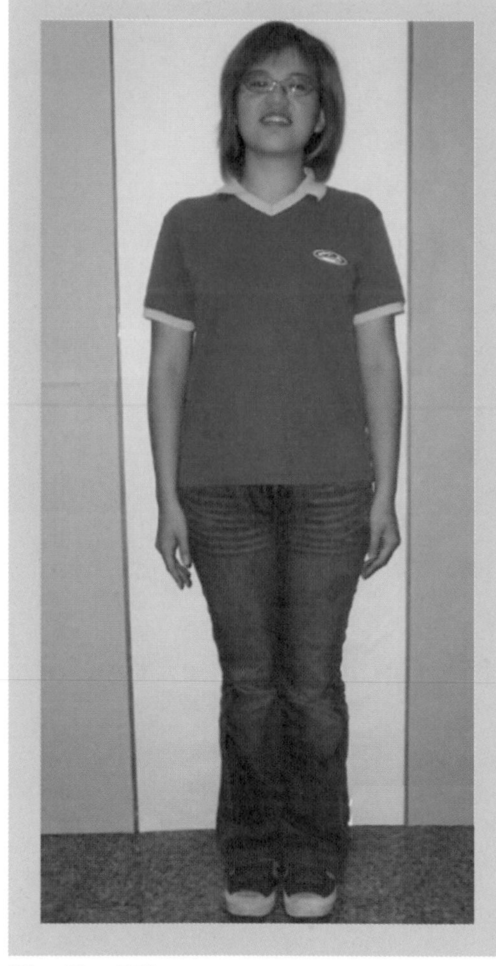

After

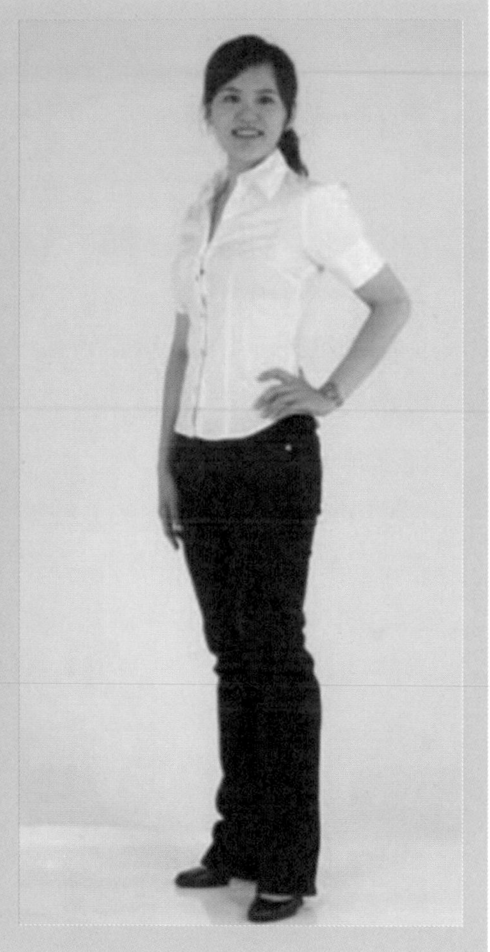

體　重：72kg
體脂率：46.8%

體　重：51.4kg
體脂率：21.2%

共減去：體重：20.6kg　　體脂率：25.6%

＊本文所用案例皆為作者輔導之真實個案
十年前減重20公斤的JJ。

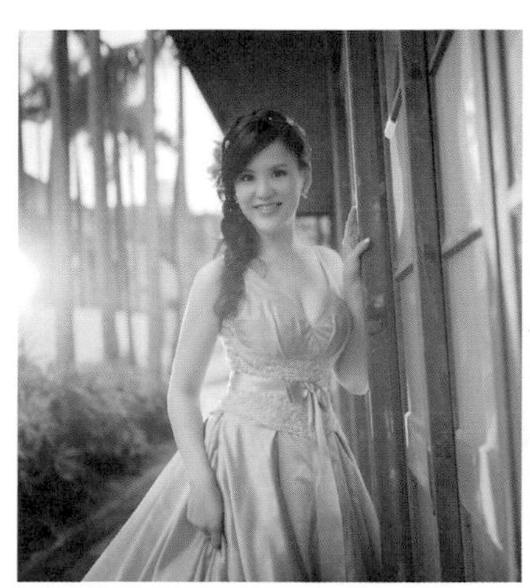
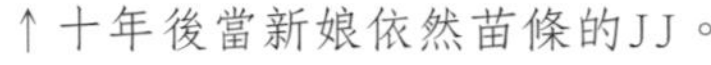
↑十年後當新娘依然苗條的JJ。

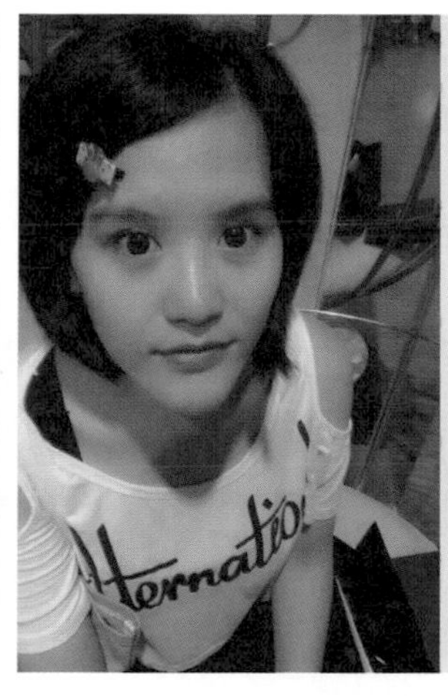

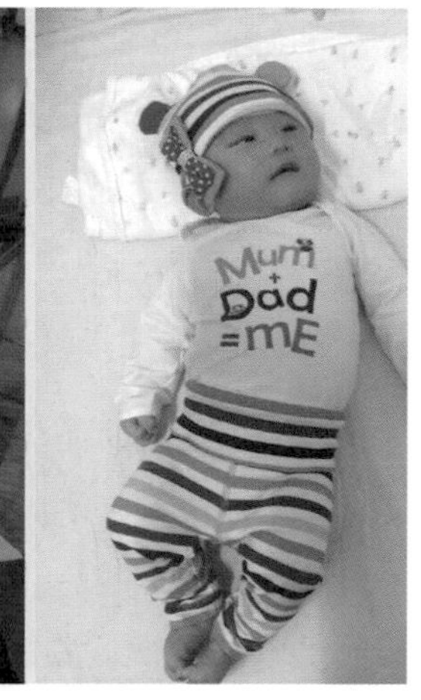

↑2013年剛生完寶寶做完月子的JJ，依然可以瘦回到小女生的模樣。

我常和營養門診的學員們分享：你想要維持理想體重，適量的品嚐美食，健健康康活到八、九十歲，還是乾脆不管體重，任性的大吃特吃，四、五十歲就和糖尿病、心臟血管疾病為伍，從此，反而吃東西的限制就更多了！兩種人生，你選哪一種？

好吃的東西這麼多，慢慢吃、適量吃可以一路吃到老；

狂吃猛吃反而吃不了幾年ㄟ！

9 當健康重新回來時

很多人擔心自己會遺傳直系長輩（爺爺、奶奶、外公、外婆、爸爸、媽媽）的慢性疾病或癌症體質，其實，根據數十年來的專業經驗，維持理想體重或是減到理想體重，是一種預防和避免慢性疾病的最佳方法。

請看這位最近4個月在台北營養門診的案例：

剛減掉15.4公斤負擔的57歲大哥——

4個月前身高164公分、體重84公斤（體脂30.6%）。

血壓139／99、心搏93／分。

主述症狀：常胸悶、頭脹（頭痛）、疲倦睡不飽……

血液生化檢查：多項紅字不及格。

自覺症狀：快要中風了！正在不知如何是好時，他聽從醫生的建議，做了一生最明確的選擇——立即減重，減掉身體負擔。

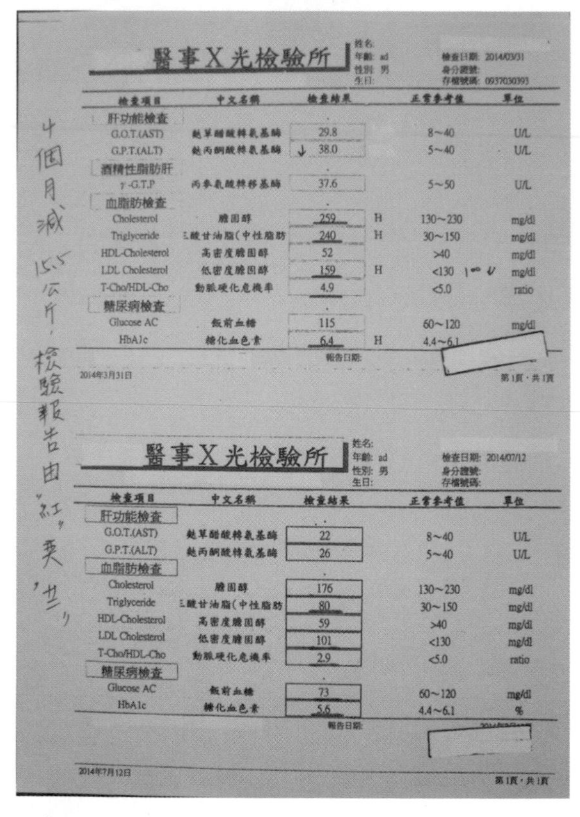

醫事X光檢驗所

姓名：
年齡：ad
性別：男
生日：
檢查日期：2014/03/31
身分證號：
存檔號碼：0937030393

檢查項目	中文名稱	檢查結果		正常參考值	單位
肝功能檢查					
G.O.T.(AST)	麩草醋酸轉氨基酶	29.8		8~40	U/L
G.P.T.(ALT)	麩丙酮酸轉氨基酶	38.0		5~40	U/L
酒精性脂肪肝					
γ-G.T.P	丙麩氨酸轉移基酶	37.6		5~50	U/L
血脂肪檢查					
Cholesterol	膽固醇	259	H	130~230	mg/dl
Triglyceride	三酸甘油脂(中性脂肪	240	H	30~150	mg/dl
HDL-Cholesterol	高密度膽固醇	52		>40	mg/dl
LDL Cholesterol	低密度膽固醇	159	H	<130	mg/dl
T-Cho/HDL-Cho	動脈硬化危機率	4.9		<5.0	ratio
糖尿病檢查					
Glucose AC	飯前血糖	115		60~120	mg/dl
HbA1c	糖化血色素	6.4	H	4.4~6.1	

報告日期：

2014年3月31日 第1頁，共1頁

醫事X光檢驗所

姓名：
年齡：ad
性別：男
生日：
檢查日期：2014/07/12
身分證號：
存檔號碼：

檢查項目	中文名稱	檢查結果	正常參考值	單位
肝功能檢查				
G.O.T.(AST)	麩草醋酸轉氨基酶	22	8~40	U/L
G.P.T.(ALT)	麩丙酮酸轉氨基酶	26	5~40	U/L
血脂肪檢查				
Cholesterol	膽固醇	176	130~230	mg/dl
Triglyceride	三酸甘油脂(中性脂肪	80	30~150	mg/dl
HDL-Cholesterol	高密度膽固醇	59	>40	mg/dl
LDL Cholesterol	低密度膽固醇	101	<130	mg/dl
T-Cho/HDL-Cho	動脈硬化危機率	2.9	<5.0	ratio
糖尿病檢查				
Glucose AC	飯前血糖	73	60~120	mg/dl
HbA1c	糖化血色素	5.6	4.4~6.1	%

報告日期：

2014年7月12日 第1頁，共1頁

↑經過了營養師專業的4個月減重規劃，終於減掉15. 4公斤的負擔（個案隱私細節已部分保留）。

經過了營養師專業的4個月減重規劃，終於減掉15.4公斤的負擔（體脂剩下17.9%）。

上星期大哥高興得意地拿著剛出爐的體檢報告來和我們分享，果然減重前後，體檢報告的落差連醫生都覺得「驚訝」！

膽固醇259（不及格）變176（及格）

三酸甘油脂240（不及格）變80（及格）

LDL 159（不及格）變101（及格）

動脈硬化機率4.9（高）變2.9（低）

飯前血糖115（不佳）變73（佳）

糖化血色素6.4（不及格）變5.6（及格）

其他肝功能指數3項，和高密度膽固醇指數都更加理想漂亮！

血壓110／77、心搏74／分（漂亮！）

大哥還說：「減掉15公斤後（68.5公斤），胸悶、頭脹（頭痛）、疲倦睡不飽，全都『不藥而癒』了！現在覺得自己像一條活龍，應該可以『甲嘎120歲』了！」

10 壞脂肪永遠Out！

在FB放了幾篇文章，也連結分享知名廣播主持人胖胖的令人「驚艷照」（胖胖4年前健康減重22公斤）。突然，以往減重畢業維持多年的學員就冒出來了……

因爲胖胖是中部很多減重學員共同的「班長」＋「健康導引者」＋「恩人」，有了胖胖的親身經驗，才有後續學員的健康減重成果。大家其實都非常感謝胖胖的熱心推薦分享，以下是我們在FB上的公開對話：

Dora錢嫂：瘦瘦瘦！老師還記得我嗎？我是雯鈴！目前保持44KG！

黃老師：寶貝，你好優～有空回來讓老師看看喔！是不是和胖胖一樣凍齡回春呢？（接著黃老師過街到Dora錢嫂的FB看看……）

黃老師：雯鈴，你真的越來越年輕ㄟ——兩個小寶貝很漂亮呢！

Dora錢嫂：想減重的同學們——第二天就有感覺了，且困擾多年的膽固醇回到正常指數（不用看醫生吃藥）老師！我醬講對吧！

（這寶貝居然替恩迪恩打起活廣告ㄟ！算沒有白疼她。呵呵！）

黃老師：哇！這句老師最愛聽——高興3天！呵呵！

Dora錢嫂：老師！有空會去看您！會先電話聯絡的——

路人A：怎麼瘦的？

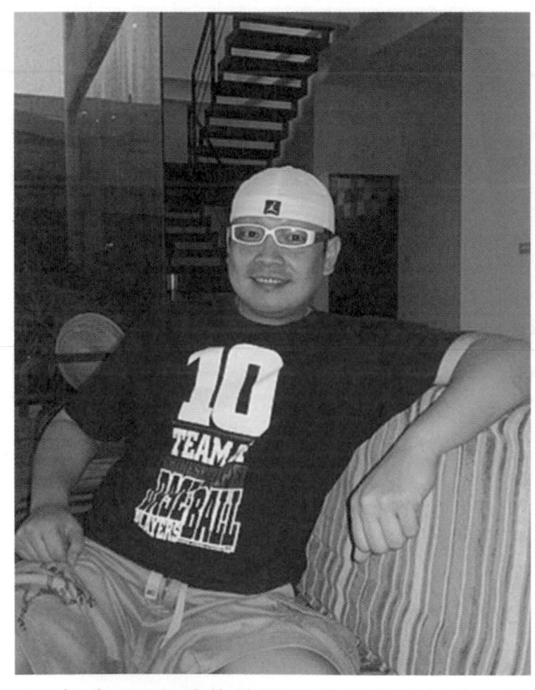

↑4年前103公斤的胖胖，對照現在的瘦子胖胖——夠激勵！

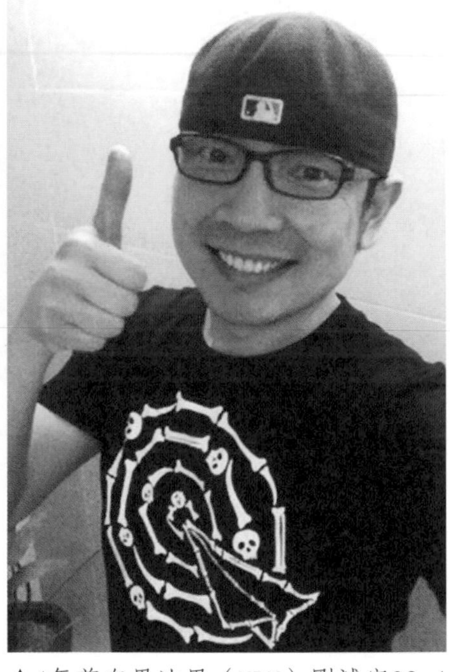

↑4年前在恩迪恩（NDN）剛減完22.4公斤時的樣子，從此迷上自戀自拍！還怎麼拍都好看ㄟ！

恩迪恩：從預約諮詢開始——開始減，開始瘦！
不過隨緣，先來先減。體重大，身體問題多，快中風的先來……
其他不嚴重的，慢一點無妨……
不用勉強，因為一時來太多新學員，恩迪恩收不下也會很頭大！
我們隨緣喔！呵呵！

路人B：好厲害喔！！

恩迪恩：呵呵！是啊——這些小朋友一個個都很優乀——

路人C：不是說要跟我聯絡……然後就被遺忘了……

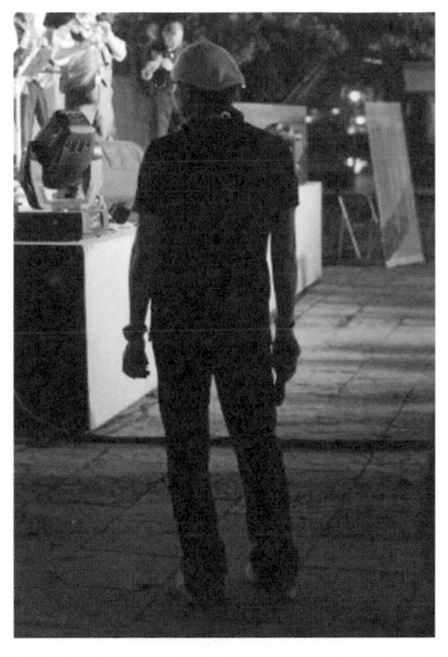

↑4年前離開的22公斤壞脂肪真的回不來了！真好！

恩迪恩：唉！說來話長……再次重申——
各位留私訊給恩迪恩的小朋友們，
如果原本要回電給你而沒有回，請不要誤會我們大小眼……
因為事情很多要處理，我們一定是不小心把你給「漏勾」了——
為了你下半輩子的健康，請你務必「主動來電」
台北02-23888282或台中04-24738020預約諮詢……
這關係到你一輩子的健康，可不要因為他人一時的疏忽，
而一天拖過一天給耽誤了……
在此說一聲「拍謝」啦！恩迪恩不是故意把你「漏勾」的喔！

11 這輩子不會再胖了！

剛剛和我的回診學員閒聊，她8個月前開始健康減重，身高162公分，從70.2公斤到現在49.7公斤，6個月減了20公斤！現在進入維持期階段……今天見她穿上新的牛仔褲（舊的都太大了！），看起來就是一個漂亮的瘦子！

她告訴我：「現在已經瘦回年輕時最瘦的樣子了，應該還會再更瘦，繼續保持下去，這輩子不會再胖了！」就這段話——黃老師可以高興3天！呵呵！

突然想到老師的寶貝學生們，可以分享的健康瘦身案例和動人小故事有好幾萬人（是有經過同意的喔！不曝光的寶貝們不用擔心）。那老師可要認真活久一點，雖然還是分享不完（每個月都會有很多學長姐陸續畢業，進入維持期！）

不過，人生嘛——凡事盡心盡力，然後隨緣就好。

老師的寶貝們：不管你們現在在哪裡，要記得和老師一起健康相約到永久喔！

12 減重後的維持令人激賞

老師很喜歡PO這個減重28公斤，已經進入維持期2年多的帥哥照片。減重前103公斤（體脂38.6％），經過8個月健康減重後變成75公斤（體脂21.6％）的大帥哥。以下是雲大哥之前在FB的留言：

雲大哥166cm減重前後對照圖

Before　　After

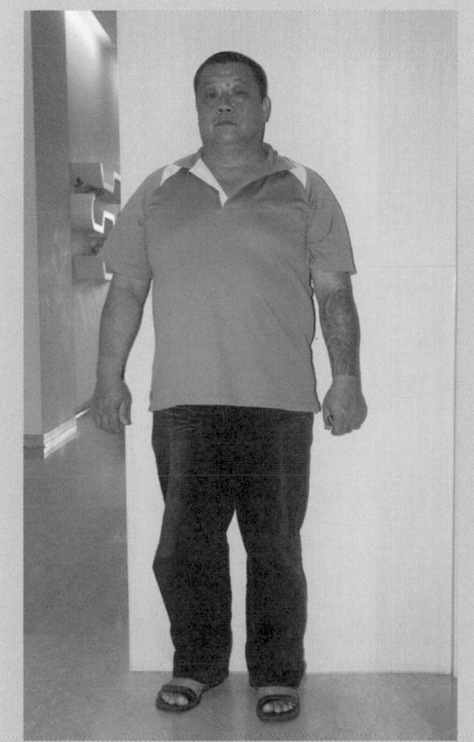

↑第一次在我面前的雲大哥，103公斤（說實話，當時他長得還真像黑社會老大：166cm／103kg／38.6％的超標體脂率，大平頭、皮膚黝黑、一臉疲倦嚴肅）

↑現在75公斤的雲大哥（體脂率：22.6％的標準身材，走起路來腳步輕鬆，氣色健康好看。比起減重前走路會喘，臉色鐵青紫黑的樣子，簡直判若兩人！

體　重：103kg
體脂率：38.6%

體　重：75kg
體脂率：22.6%

共減去．體重：28kg　　體脂率：16%

＊本文所用案例皆為作者輔導之真實個案

雲耀賢：老師謝謝妳，讓我找回自信。好討厭喔，這世界又多ㄌ一個帥哥（我）……嘻！

黃老師：哈哈哈！……無言

（大笑中——腦中浮現很多減重過程中和大哥的快樂回憶……）

13 我是個快樂的營養師

我喜歡稱呼我的減重學員們叫「小朋友」——因為我是「老師」啊！

是老師就可以允許小朋友們偶爾出點兒小錯、犯點兒小規、耍耍小賴皮兒……也不用大驚小怪啦！小朋友們，你們知道為什麼老師每次看到妳們，都有說不出的高興和雞婆多話嗎？

因為這一疊疊的減重紀錄和體檢報告（右邊是減重ing，左邊是減重維持期），代表你們因為健康瘦下來，每個人都可以延長壽命好幾十年。我只要一想到這兒，就會連半夜作夢都在笑ㄟ！呵呵！

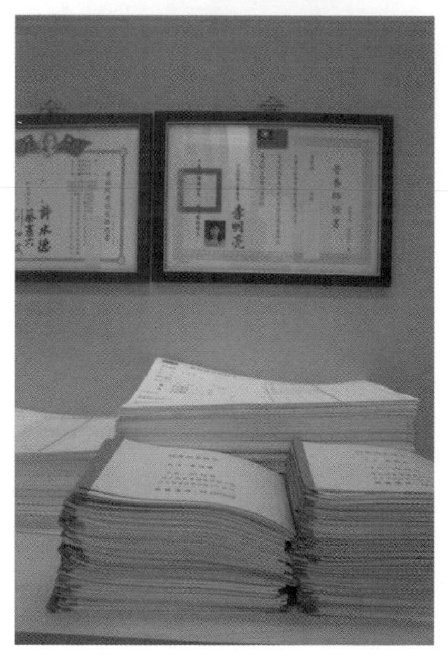

←右邊是減重ing，左邊是減重維持期的檢驗報告。

14 我終於懷孕了！

一位正在維持期當中的學員回診諮詢（已經減重成功18.5公斤）。

她小聲告訴我：「終於懷孕了……還沒3個月，所以要『小聲一點』。」

「喔……喔，老師了解……」我應該是一臉很乖很配合的表情。

接著她認眞詢問我：「『孕期營養』該怎麼吃？該注意哪些事項？該胖幾公斤 ？……」

老師很感動，想飆淚ㄟ～

37歲的媽媽，終於心想事成！

未來的路雖然有點辛苦，但是一定會充滿甜蜜與希望哦！

老師祝福你！

15 相信自己辦得到

「人們不是因爲不相信而不相信，是因爲不了解而不相信！」

突然讓我聯想到，有些第一次尋求減重協助的學員，不是不相信別人可以瘦掉十幾二十公斤，而是因爲自己還沒參與了解到減重的正確方法與要領，而不相信自己這次就可以瘦下來——一旦有勇氣給自己機會試它一試，成功了，了解了，也就相信了！

這個帥哥Sam有177公分，5個多月共減了27.6公斤（體脂減了22.3%）現在體脂剩下17.3%。

上次回診諮詢時，我問Sam：「你現在對74.8公斤的體重滿意了嗎？」因爲5個月前我幫他計畫的理想體重是75公斤，體脂率18%。我的意思是目標已經到了，可以準備進入維持期了。

沒想到他居然回答我：「老師，再減6公斤，到68公斤好了！」

呵呵！我看著眼前這個五官已經變得很立體鮮明的大帥哥……

想當初，很多第一次諮詢的減重學員連減個5～10公斤都覺得比登天還難，可是一旦減了20～30公斤，居然個個都好像可以成爲從韓劇裡走出來的帥哥美女！也好，老師我也喜歡全智賢／金秀賢，再加個張東健也不錯啦！

帥哥自己先靠減重中／西藥，節食，運動減肥，吃傳直銷代餐——結果從90公斤愈減越肥到102公斤。同時間女同事透過黃老師的營養減重減了18公斤！

他現在瘦下來後，終於能體會：成功的人找對的方法——不用減重藥物的健康營養減重法。

所以，往後只要有空檔，我都會在FB分享一些，已經「維持多年」或是「現在正在」健康減重學員們的體重下降進度表，讓大家有概念……

這當中，有只要減5公斤調理身體的，也有要減20公斤改善慢性病的，也有要減50～80公斤改變人生的，所以減重不分大小體重！

這當中，有男性，有女性，所以減重不分男女！

這當中，有過重會喘的小學生，有需要回復自信的青少年，有積極尋求健康的中年男女，有想要脫離慢性病藥物控制的銀髮族群。

所以，減重不分年齡老小！減重不分身高高矮！減重也不分有沒有生過小孩……等等。總之，根據我多年來的經驗：

Sam177cm減重前後對照圖

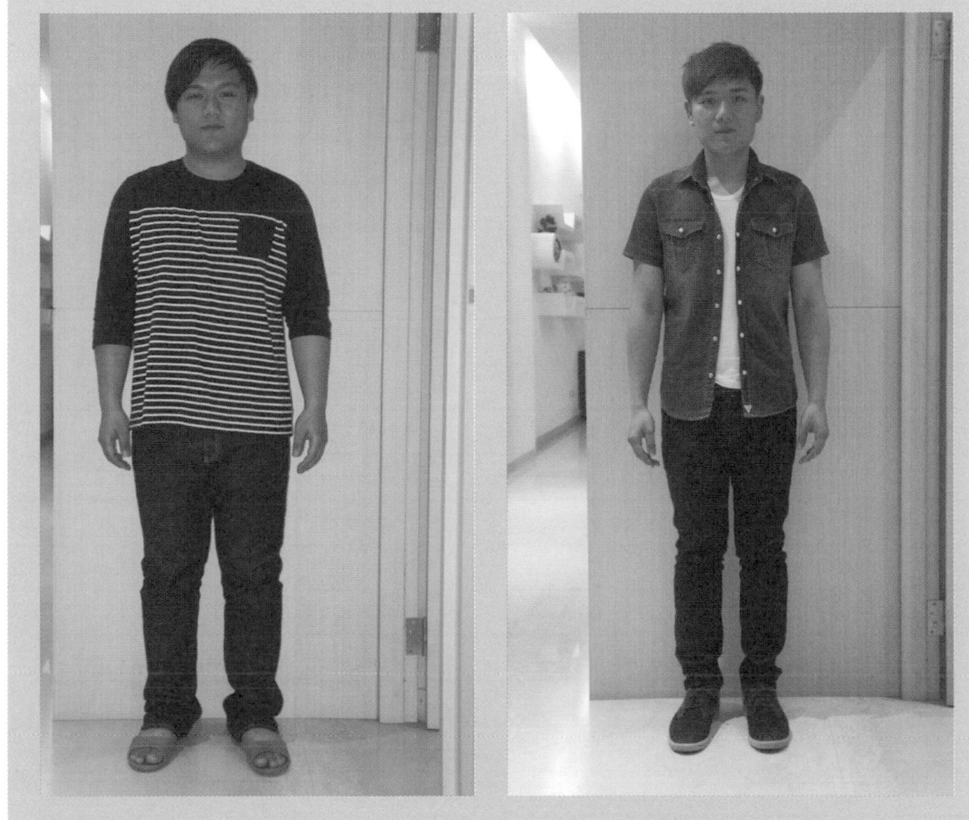

↑這個帥哥Sam有177公分，5個多月共減了27.6公斤（體脂減了22.3%），現在體脂剩下17.3%。

體　重：103kg
體脂率：39.6%

體　重：75.4kg
體脂率：17.3%

共減去：**體重**：27.6kg　　**體脂率**：22.3%

＊本文所用案例皆為作者輔導之真實個案

減重會成功的人，只是用對方法，不找藉口罷了！

一生就減一次肥！正餐減重，正餐維持——不再復胖！

營養（體重）進度紀錄表

月／日	體重	Diet	備註
12／10	101.8	T45.0	39.6%
12／13	99.4	T46.9	35.6%
12／17	97.8	T43.4	39.4%
12／20	97.2	T43.0	39.6%
12／24	96.6	T44.3	37.4%
12／27	95.5	T42.2	39.7%
01／01	95.8	T44.5	36.5%
01／03	94.6	T45.5	34.4%
01／07	93.9	T45.1	34.4%
01／10	92.8	T44.4	34.6%
01／14	92.7	T43.9	35.4%
01／17	92.2	T45.6	32.4%
01／21	92.3	T43.6	35.4%
01／24	91.6	T43.0	35.9%
01／28	92.3	T46.4	31.3%
02／07	93.0	T48.5	28.8%
02／14	92.0	T45.2	32.8%
02／21	91.2	T44.3	33.7%
02／25	88.7	T46.8	28.0%
03／07	87.6	T46.0	28.3%
03／14	86.1	T45.3	28.1%

03／21	85.0	T45.9	26.2%
03／28	83.9	T47.5	22.6%
04／04	82.5	T45.8	24.1%
04／11	81.4	T47.6	20.1%
04／18	79.8	T46.8	19.9%
04／25	78.4	T46.0	19.8%
05／09	76.5	T44.8	20.0%
05／30	74.8	T45.3	17.3%

↑帥哥Sam減重的過程記錄（體重的變化紀錄）。

16 Before & After

這是FB的貼文照片（這個漂亮妹妹前後不到1年已經減了21公斤）。當初是她們的舅媽領著兩個90公斤「潛力股」的姊妹（眾親友沒人看好她們瘦得下來），來和黃老師結善緣，開始健康減重計畫。

老師覺得瘦下來的妹妹有張漂亮的明星臉！以下是老師和妹妹的互相留言對話：

黃老師：妹妹，老師真得忘記以前的妳了……雖然很可愛，不過還是繼續現在的秀氣好了……呵呵！妹妹，謝謝妳給大家的分享鼓勵！看完自己的before & after，你覺不覺得，如果「全智賢」多個20公斤，她就應該不會是現在的「千頌伊」了！所以你現在快要變成「千頌伊」囉！

漂亮妹妹：其實真的很謝謝老師和九麻……要不是有你們，我和姊姊現在應該還是準奧運舉重選手吧？哈哈哈！真的很不可思議，從來沒有想過自己能有今天，從沒來想過自己有更纖細的可能……

從小就被親戚長輩同儕們說胖說到現在，好幾次想減卻都沒方向沒有精神支持，也導致我和姊姊總是半途而廢。

直到九麻帶著我和姊姊遇到了黃老師，我們兩姊妹才有了最後的希望，也在此我對未來更抱了無限期待和希望，燃起了我去衝的鬥志，如今「效果」看到了，「成果」就在不遠處，不會讓大家失望的^^也希望能讓大家看到我們兩姊妹最完美的一面，謝謝老師和九麻，也請你們敬請期待。

PS：九麻，你的那一份絕對最大！哈哈哈！

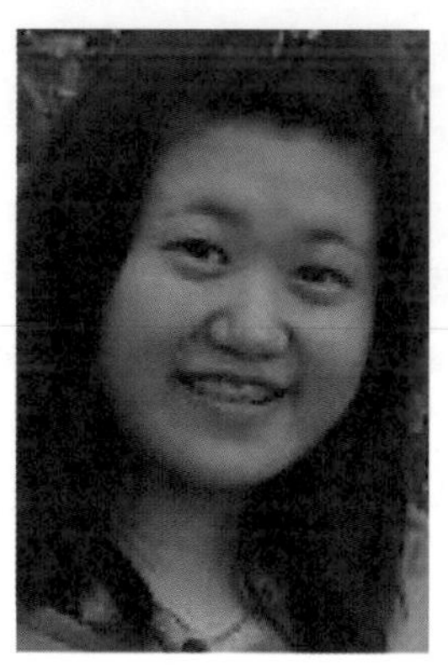
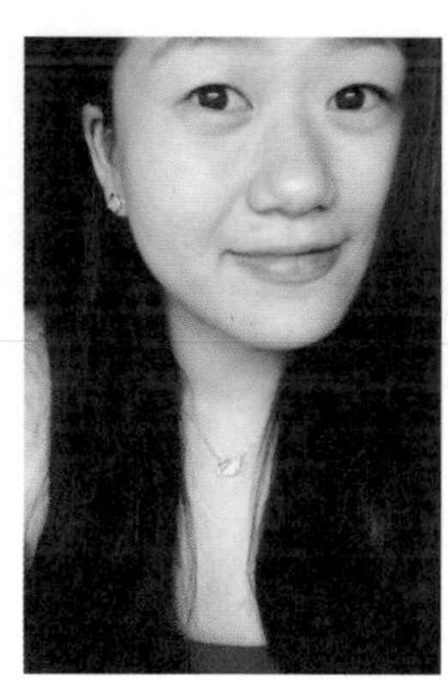
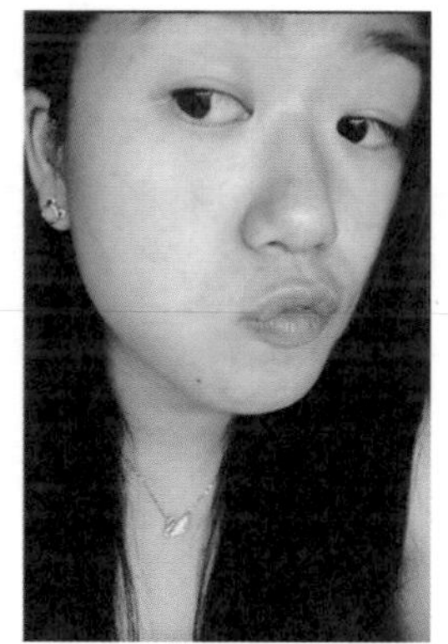

↑這個漂亮妹妹前後不到1年已經減了21公斤。

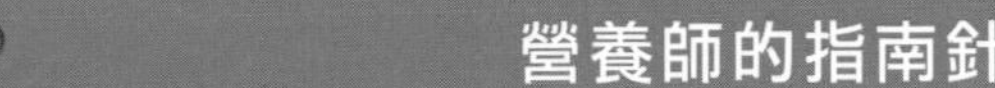

營養師的指南針

減重20公斤，對身材和臉蛋而言，豈止「微整形」，簡直是「大整形」、「大變臉」、「大改造」！不同的是，減重不會疼痛、不用見一滴血，所需費用更是與整形「天差地遠」！（大整形要花的費用約數十萬到數百萬不等）

所以，對臉蛋線條不滿意的你，可以考慮「先減肥」，看到「真正的自己」後，要動刀動槍再說，否則，只會白挨那一刀——怕怕！

17 營養師的「精神腦內啡」——源源不絕的成功案例

常常有學員問我：「黃老師，你都不累喔？」

他們的意思是，看我一星期3天台北3天台中往返奔波，每天5點起床，8點開始進入至少12小時工作狀態，可是不論何時看到我，都是精神飽滿，神采奕奕，笑容滿面。

其實，還眞是不累ㄟ！我自己分析原因後，除了營養狀況良好之外，應該歸功於我的「精神腦內啡」也源源供應不絕——而供應我「精神腦內啡」的人，就是我的優秀學員們。

他們的減重成績和身體的健康狀況，只要在每次回診時，有些許的進步和轉好反應，都可以讓我心情好到整天輕飄飄，隨時「起笑」——因爲舉凡減重學員的體重下降，或是減重後的血液生化檢驗報告變健康，我都會忍不住要大大稱讚他／她們一番！然後這樣的高興會再有別的「好學生成績」（新的體檢報告）再來長江後浪推前浪！

二十年來就是不斷持續發生這樣的門診溫馨小故事！

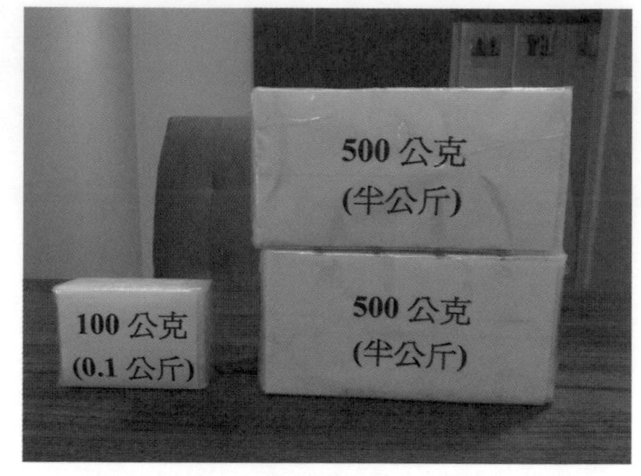

↑可千萬不要小看1公斤的體重／體脂肪的體積！累積起來可是很驚人的！

關於這一點，曾經有我的減重學員告訴我，我看他們減重好成績時的表情：「老師，你怎麼這麼可愛！你的表情像中樂透耶！」

我會馬上回答：「小朋友，你不知道老師就是靠這個活著喔！我要高

營養師的指南針

瘦下來的人會越來越健康，是很合理的——請看模擬1公斤體脂肪的大小體積，再想像數倍或數十倍大小的體脂肪在你身上所造成的負擔……。不要小看減重時的每一公斤體脂肪體積，以下的照片分享——你們就可以知道黃老師的學員們有多麼優秀，和一公斤的體重／體脂有多麼驚人！

興到120ㄟ！呵呵！」

所以，我的減重學員們身體變好，疾病改善，達到理想體重，恢復自信健康——對我而言無疑是最好的精神腦內啡！

小朋友，知道我在說你們ㄛ！在心裡喊「又」就好——要一輩子健康下去喔！

18 減重是否成功？個人的態度是關鍵

應「追蹤者」的要求，今天再來PO上「181帥哥的最新出爐的減重成績」——從121.8公斤到79.8公斤的181帥哥（8個月已經減完42公斤！有人是從4.5個月減去28公斤開始追蹤他的進度）

還記得前幾天老師才說過的一小段話嗎？當時我只不過隨意有感而發，現在回想，簡直活生生是在講這位181帥哥。請看下列說明：

恩迪恩的營養師群最常被問到的一句話是：
「哪種人減重「最快」成功？」
（因爲都知道會成功，只是有分快慢到達目標體重罷了）

結論很簡單：
「想法單純！尊重專業！預約必到者！」
這種人——要她／他不要減太快，也很難ㄟ……

由此證明：

營養（體重）進度紀錄表

月／日	體重	Diet	備註
12／16	121.1	T41.6	53.1％
12／19	119.1	T38.8	55.5％
12／23	118.3	T37.7	56.2％
12／26	117.8	T37.6	56.4％
12／30	116.5	T35.1	58.8％
01／02	116.7	T39.3	54.0％
01／06	115.8	T39.0	54.0％
01／09	114.9	T36.9	51.1％
01／13	114.5	T38.5	52.8％
01／16	113.7	T37.9	54.4％
01／20	112.9	T38.5	53.4％
01／23	112.0	T37.9	55.1％
01／27	111.0	T38.5	52.8％
02／06	109.8	T42.7	46.9％
02／10	108.6	T37.4	52.9％
02／13	108.1	T38.0	52.0％
02／17	107.1	T40.8	48.0％
02／20	106.6	T37.5	52.0％
02／24	105.7	T40.6	47.5％
02／27	104.4	T40.9	46.5％
03／03	104.2	T41.7	45.0％
03／06	103.3	T46.9	46.0％
03／10	102.7	T42.5	43..5％
03／13	102.0	T42.5	43.0％
03／17	101.7	T44.7	39.9％
03／20	101.2	T46.4	37.3％

↑8個月就從121.8公斤減到79.8公斤的181帥哥，總共減了42公斤。

營養（體重）進度紀錄表

月／日	體重	Diet	備註
03／24	99.8	T44.3	39.4％
03／27	99.0	T45.0	38.1％
03／31	98.1	T43.9	38.9％
04／03	97.3	T43.0	39.6％
04／07	96.8	T43.3	38.9％
04／10	96.5	T46.6	34.0％
04／17	96.2	T46.1	34.5％
04／21	95.0	T45.6	34.4％
04／24	94.3	T44.4	35.7％
04／28	94.0	T45.2	34.4％
05／01	93.1	T43.1	36.7％
05／05	92.1	T43.1	36.0％
05／08	91.9	T44.4	34.1％
05／12	92.0	T45.3	32.7％
05／15	91.2	T44.7	33.0％
05／19	91.1	T44.9	32.7％
05／26	89.8	T45.4	31.0％
06／03	88.1	T45.2	29.9％
06／09	87.6	T45.2	29.4％
06／16	86.4	T45.2	％28.6
06／24	85.2	T44.7	28.4％
06／30	83.7	T44.1	28.0％
07／07	82.7	T44.6	26.3％
07／14	82.2	T43.9	27.0％
07／21	81.7	T44.5	25.6％
07／28	80.5	T44.0	25.3％
08／04	79.8	T43.8	25.1％

一個人做事的態度會決定他的成功力度！

一個人守信的程度會決定他的成功速度！

這個8個月就減完42公斤的181帥哥，完全活脫脫就是上面這一類人！準得可怕哩！

19 給自己健康「回春」的機會

營養規劃決定減重成敗，也決定你壽命的長短！

有肥胖困擾的人常遇不到正確符合人性的減重方法，就只能一天拖過一天，無奈地任由體重摧殘自己的身體，腐蝕自己的健康而不知所措，他們甚至會悲觀的以爲，自己這輩子應該再也瘦不下來了……。

身體健康是無價之寶，來來回回復胖對身體的損害是難以估算的，給自己的身體一次煥然一新的機會吧！

身體是個動態的有機體，它隨時都在更新或衰老。從前，你可能因爲無知而讓它變胖變老；現在，透過學習了解，你當然可以再次擁有一個健康自在的有機新身體。本書透過減重前輩們用心的眞實分享，讓原本對減重已經不抱任何希望，甚至一天到晚亂吃藥，亂用偏方的減重撞牆同學們，有正確的方向道路可遵循……跟著正確的步伐走出去就對了！

國家圖書館出版品預行編目資料

一生就減一次肥（新版）／黃愛玲著. --初版.--
臺中市：白象文化，民103.12
面：　公分.——（Healthy；15）
ISBN 978-986-358-067-6（平裝）
1. 減重
411.94　　103016193

Healthy（15）

一生就減一次肥（新版）

作　　者　黃愛玲
校　　對　黃愛玲
專案主編　黃麗穎
特約設計　賴怡君
出版編印　吳適意、林榮威、林孟侃、陳逸儒、黃麗穎
設計創意　張禮南、何佳諠
經銷推廣　李莉吟、莊博亞、劉育姍、李如玉
經紀企劃　張輝潭、洪怡欣、徐錦淳、黃姿虹
營運管理　林金郎、曾千熏
發 行 人　張輝潭
出版發行　白象文化事業有限公司
　　　　　412台中市大里區科技路1號8樓之2（台中軟體園區）
　　　　　出版專線：（04）2496-5995　傳真：（04）2496-9901
　　　　　401台中市東區和平街228巷44號（經銷部）
　　　　　購書專線：（04）2220-8589　傳真：（04）2220-8505
印　　刷　基盛印刷工場
初版一刷　2014年12月
初版二刷　2017年2月
初版三刷　2019年1月
初版四刷　2019年4月
定　　價　299元